医師・医学博士
ハーバード大学医学部客員教授
根来秀行

ハーバード&ソルボンヌ大学Dr.根来の"見えない病"の治し方

最新医療が教える超健康のコツ

JN163820

清流出版

はじめに

私はこれまで、日本と海外の医学の最前線で、医学研究や臨床、教育に携わってきました。そこで、何度も実感したのは、人間の体の精緻さ、強さ、潜在能力の高さです。そしてそれらには、後述する四つの要素が大きく関与していることがわかってきました。

さて、日本はすでに超高齢社会に突入して久しくなりました。

「いつまでも健康でいたい」

「いつまでも若々しくいたい」

「何歳になってもキレイでいたい」

……などなど、多くの人が願っていることでしょう。一方で高齢者だけではなく、三〇代や四〇代の人でさえ、さまざまな原因不明の不調、不定愁訴に悩まされている方が増えています。急速なＩＴ化による生活スタイルの変化、精神的ストレスや昼夜の逆転現象なども不調にかかわっていると考えられます。

不調から開放され、元気に毎日を過ごしたい……。それを簡単に叶えるかのごとく、「○○するだけで」「一日一分○○」など、テレビの健康番組や、健康系の実用書の情報があふれ返っています。あまりに雑多な情報が流れ、何をどう信じていいのか混乱する方々もいらっしゃるのではないでしょうか。

近年、「人生は一〇〇年時代に突入した」といわれています。医療が発達し、どんどん長寿になっていく現代人が、その長い人生を〝いかに健康に楽しく生きるか〟がより大切になってきています。

いくら長寿になっても、その生活の質（ＱＯＬ＝クオリティオブライフ）を保てるかどうかが問題です。長生きになればなるほど多くの病や不調を抱えていては、人生における苦しい期間が長くなりますし、医療費もかさんでしまいます。

最先端医学では、それを解決するための要素が次々に解明されてきています。それは、大きく四つあります。「体内時計」「自律神経」「ホルモン」「毛細血管」です。この四つが有機的につながり、影響を与え合いながら、絶妙のバランスの上に私たちの健康、そして若さが成り立っているのです。

この四つの要素を正常に働かせることこそ、健康長寿の秘訣。その基本は、本書でこれから詳しく述べますが、「規則正しい生活」「睡眠」「食事」「運動」です。

こう書くと、単純に思えるかもしれませんが、そこにはとても重要なポイントがあります。私たちの体、そして心にとって大切なのは、そのポイントを理解したうえで毎日の生活の中で積み重ねていくことです。

「〇〇するだけで」「一日一分〇〇」だけで、健康になる魔法のような方法は、残念ながら、継続的な効果には期待できません。かといって、多忙で、生活リズムの崩れがちな現代社会では、正しい睡眠や食事、運動を理解し、毎日の生活の中で実践していくことは簡単ではありません。

だからこそ本書では、最先端の科学に裏打ちされた、本当に健康長寿に効果があり、効率的で、継続しやすい方法のポイントと考え方を、丁寧にご紹介したいと思います。

私が働いているハーバート大学医学部や関連病院では、最近、「ビヘイビアヘルスケア」

という考え方が、患者さんのケア、治療のキーワードになっています。

これは、患者さんの普段の行動に着目し、健全な行動をとるように導くことで健康がもたらされるという考え方です。

例えば、長時間座り姿勢で仕事をして不調を感じている人でも、生活の中でできる正しい運動を取り入れることで、体重が減り、ストレスも緩和され、夜はよく眠れるようになります。血圧やコレステロールが「少々高め」であっても、ポイントを押さえた睡眠を取り、食事に気をつけることで、数値も下げることができます。睡眠自体に少し問題がある場合でも、睡眠薬に頼らず、ポイントを押さえて日中の過ごし方を変えれば改善することができます。なんでも薬に頼ってばかりでは、薬への長期依存と副作用のリスクが高まってしまいます。

それよりも、生活の行動パターンを少し変えてみて、病気の発生を予防するほうが、健全だと思いませんか？　「ビヘイビアヘルス」とはつまり、患者さんの「行動の変容」を促すことで健康にしていく考え方です。

健康を維持し、病気にならない行動を学び、取り入れ、継続する。これこそ、まさに予防医学であり、世界の最先端の医療現場で行われつつあることなのです。

先に、健康長寿の秘訣は、ポイントを押さえたうえで生活習慣を改善することであると書きました。昔は経験則的に、または常識的に、規則正しい生活が健康のもとであり、長寿の秘訣であると信じられてきましたが、現在、最先端の医学はそのエビデンス（証拠・根拠）が次々に解明されています。

例えば、昨年、二〇一七年に、「体内時計」の研究（サーカディアン・リズムを生み出す遺伝子と、そのメカニズムを発見）に対してノーベル生理学・医学賞が授与されました。

後述しますが、体内時計を生み出す時計遺伝子と、それによって作られるサーカディアンリズム（概日リズム）の理解は、正しい規則的な生活習慣のためのベースとなります。

本書は、あっと驚くような健康法や、手軽な健康法を勧めるものではありません。日々の何気ない生活の中で体内時計もきちんと働かせながら、「睡眠」「食事」「運動」などの人間の基本活動、営みを絶妙なバランスでブレンドするポイントと考え方をわかりやすく紹介していきます。

1章、2章はやや理論的なお話が続くので、読みにくく感じられるかもしれませんが、ここを読んでいただければ、その後の3章の各種エクササイズ、5章の理想の一日の過ごし方などのベースとなる考え方がわかり、納得して取り組んでいただけると思います。

病を治すことは大変重要ですが、そもそも病にならないことが最も重要です。病にならないための方法を応用することで、病になるどころか最高のパフォーマンスを発揮することも可能になります。

あなたも、不調を顕在化させず、不調のうちに、自らの自然治癒力で健康に戻ってより人生を楽しんでください。〝見えない病〟は見えないうちに治しましょう。どれだけ医療が進んでも、人間の体が一番すごいのです。

先に上げた「体内時計」「自律神経」「ホルモン」「毛細血管」、それぞれは地味かもしれませんが、しかし、この四つの有機的なつながりは、人間が健康に生きていく上で、そして、よりよいパフォーマンスを発揮する点で欠かせないものです。

特別なことをしなくても、元来、私たちはこのような素晴らしい機能を身体の中に持っているのです。

目次

2章　体を機能させる四つの仕組み

3章 病気の元を断ち、若々しくなる！

根来式　最新メソッド

4章 見えない病のカギを握る「毛細血管」

5章　体内時計を整える　毎日の習慣

編集協力――山中純子
本文設計・デザイン――松永大輔
イラスト――池畠裕美

1章

その不調、体内時計の乱れが原因かも！

①「なんとなく不調」は病気のシグナル？

体の声を聞いてみよう！

たっぷり寝たつもりなのに、朝から疲れを感じてしまう。目覚めが悪くて、頭がボーっとしている。体がだるくて、朝の支度がテキパキできない。電車で移動中、座れると必ず寝てしまう。倦怠感があって、仕事に集中できない……。

そんな体の不調を感じることはありませんか？　とくに朝の不調は、一日の活動にも影響を及ぼしてしまい、やるべき仕事がスムーズにいかず落ち込んだり、食欲がなくて活力がわいてこないということにもなります。

さらに、夜、布団に入ってもなかなか寝付けず、目が冴えてしまう、夜中に目が覚めて眠れなくなる、などのような睡眠に関する問題を抱える人も少なくありません。

加えて女性の場合は、肌の色がくすんで見える、たるみやシワが気になるなど、美容面での不調も気になるところです。男性でも疲れやすくなったり、抜け毛や白髪が増えたりすると、急に老けたような気がして、仕事のモチベーションも下がってしまいます。

それでも、「年を重ねれば、少しくらい悪いところがあっても仕方がない」「日常生活に支障はないから大丈夫」などと、自分にいい聞かせてはいませんか？

まずは、「自分の体の声」に耳を澄ませてみましょう。少しでも気になる点があれば、それは、**体が「このままいけば、病気になりそう……」というSOSを発信しているのかもしれません**。

一年前に比べて心身に変化はないか、季節によって不調が出ることはないか、疲労感は増していないか、食欲はどうか、など、自分の身を振り返ってみましょう。

不調に気づいたときが、「見えない病」を見えないうちに治すための、行動を起こす最大のチャンスです。そのタイミングで適切な行動を起こすことによって、病気を遠ざけることができ、将来的にも、健康で過ごす期間を延ばすことが可能です。

「不調」が「病」になる前に手を打つ

こうした「なんとなく不調」な状態は、確かに病気というほどではないことが多く、会社や自治体で実施する健康診断を受けても、おそらく「正常」という結果が出るでしょう。正常と聞けば、ほっと安心して、不調には目をつぶったまま、これまでと同じ生活を続ける人が大半ではないでしょうか。

しかし、この「これまでと同じ生活」に、大きな落とし穴があるのです。一時的にほっと安心することは、ストレスをためないという意味ではプラスに働きますが、安心してばかりはいられません。不調の原因は多くの場合、生活習慣そのものにあるからです。ほっとしてこれまでと同じ生活を送ることは、原因を改善せず放置してしまうことにな

こんな不調はありませんか？

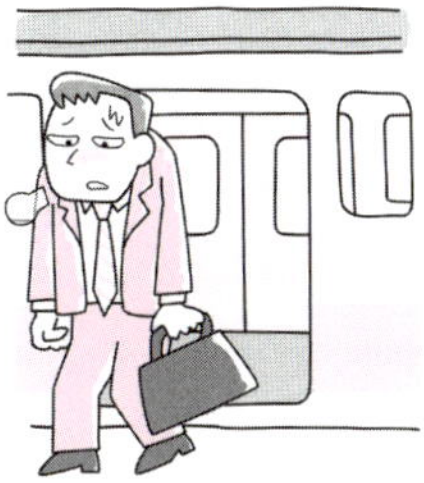

ちょっと電車に乗って
出かけただけで疲れを感じる

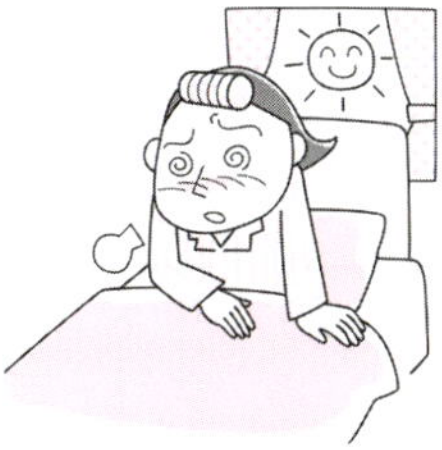

たっぷり寝たのに疲れが
取れない

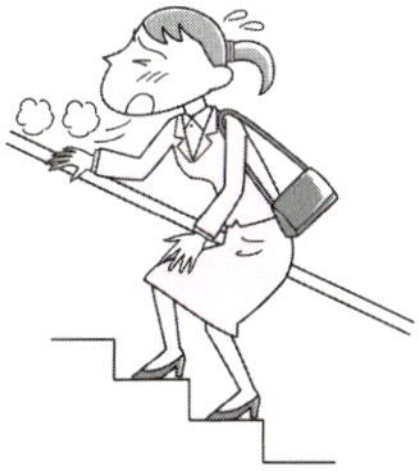

階段の上り下りをすると
息が切れる

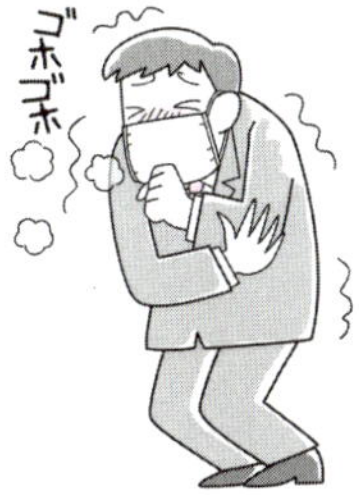

すぐに風邪を
引いてしまう

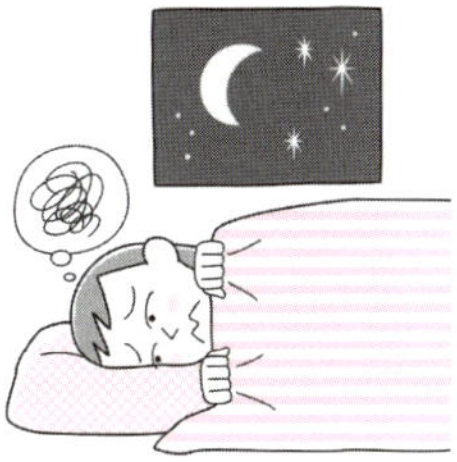

寝つきが悪く、
夜中に目が覚める

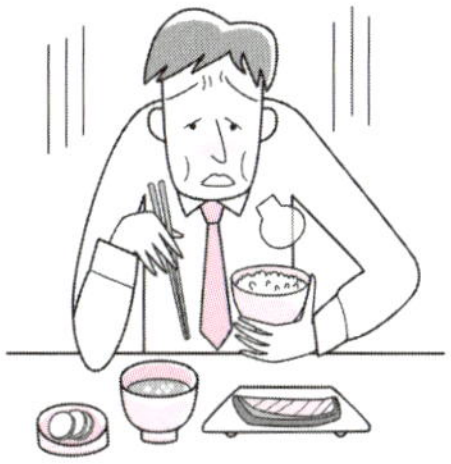

食欲にむらがあり、
体重も減ってきた

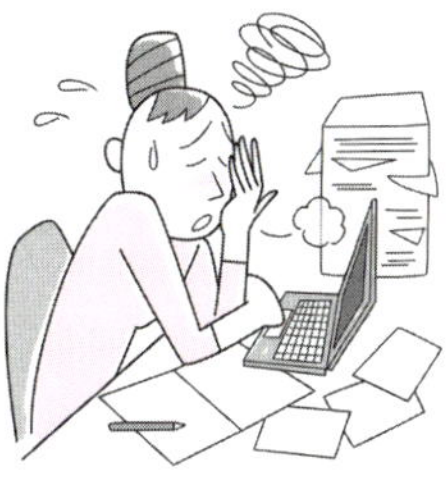

仕事や家事をやる気が
起きない

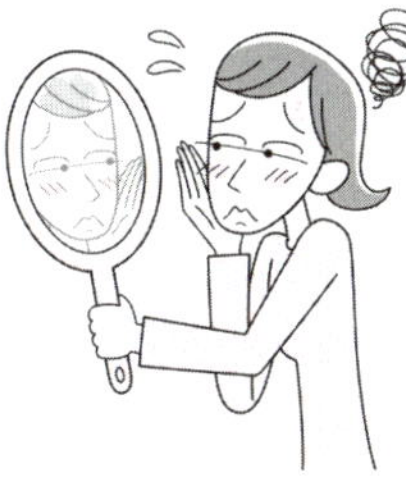

肌の色が悪く、
カサついている

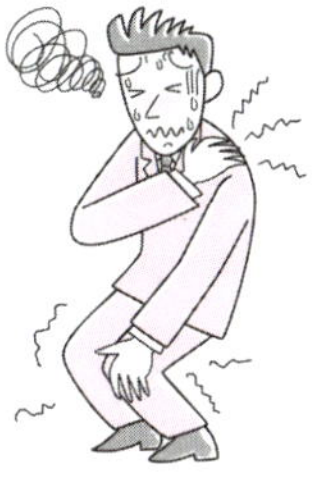

肩こりがひどく、
脚もすぐ痛くなる

あなたの健康度チェック

次に挙げた10項目の中で心当たりがあれば、チェックを入れてみましょう。半分以上の項目が当てはまる人は要注意です。

- □ 最近疲れやすくなった
- □ 1年に何度も風邪をひく
- □ この1年で体重の変動が10キロ以上あった
- □ きちんと睡眠を取っても疲れが取れにくい
- □ 運動のあとの回復が遅くなった
- □ 食欲があまりなくなった
- □ やる気が出なくなった
- □ 肌がたるみ、つやがなくなったと感じる
- □ なんとなく身体がだるいと感じることが多くなった
- □ 家事・仕事の能率が落ちた

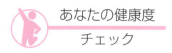

ります。そして、不調の中には、見えない病、小さな病気の芽が育っていることもあり、その芽が成長して、次の段階に進む可能性も大いにあり得ます。

病気の芽がある程度育つと、次の健康診断では赤信号が出るかもしれません。なぜなら、不調にはやはり、何かしらの背景があり、そうなる原因が潜んでいるからです。

例えば、疲れやすかったり、眠れなかったりするのは、体の修復機能がうまくいっていないときに起こります。それとともに血圧が高くなったり、血糖値が上昇し始めていることもあり、さらに不眠が続けばうつ状態になったりもします。つまり、不調

不調は病気の危険信号

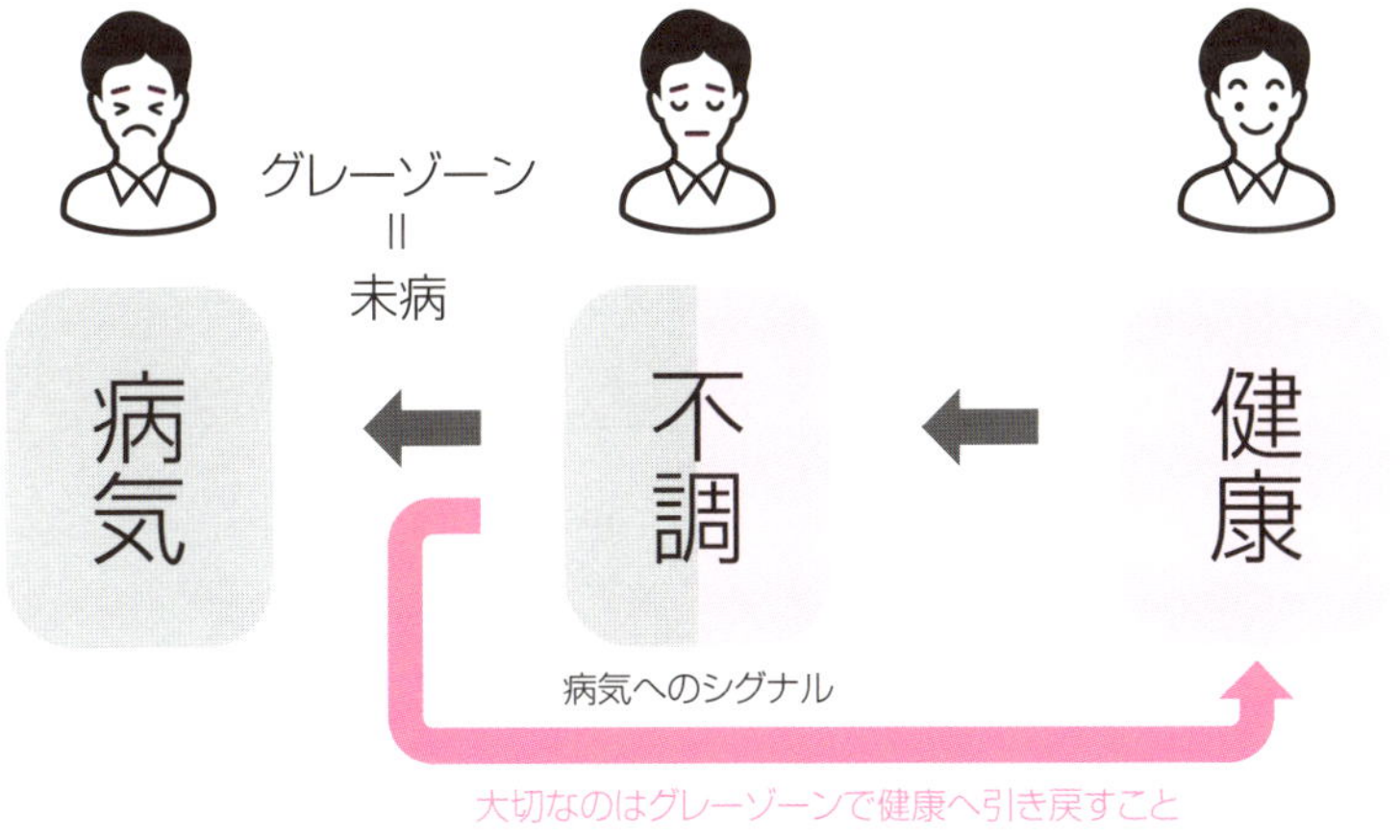

は病気とはいえないまでも、「病気へと進んでしまうかもしれませんよ」というシグナルなのです。

東洋医学ではこういった、表には出ていないけれど、将来的に病気になる原因が潜んでいる可能性がある状態を「未病」といい、未病のうちに全身の機能を高め、本当の病気になるのを防ぐという考え方があります。

東洋医学のことを知らなくても、「健康診断では問題なかったけれど、体調があまりよくないから、今のうちになんとかしたい」と考えるのは当然のこと。体調不良を放っておかず、何かしらの対策を立てようと思えば、病気にならず「健康」に戻す手立てはいくらでもあります。早めに手立てを講じることで、病気になるリスクはかなり抑えられるでしょう。

もちろん、健康診断で行われる血液検査や画像診断で、「問題あり」とされるようなら、すぐに病院で詳しく診てもらわなければなりません。健康診断の主な目的は、病気を見つけることにあります。そういう意味で、定期的に健康診断を受けることは、大切です。

病気になったとしても、早期に発見できれば、それだけ治療も大がかりにならずに済むことが多く、早く快復できるからです。

しかし、病気になって治療を受けるとなれば、そのことにかなりの時間を取られるうえ、精神的な苦痛も少なからず受けるでしょう。会社員なら、場合によっては休職しなければならないこともあります。できれば、健康診断で病気が見つかる前に、なんらかの手を打ちたいものです。

「普通に生活できているから、自分では健康だと思っている」人でも、健康な時間をさらに活用して仕事の効率を高め、充実した時間を過ごしたい、より美しく若々しくありたい、と願いながら日々を過ごしています。疲労感やストレスのない生活ができて、内面も見た目も魅力的な人になることができれば、長い人生をより楽しく、悔いなく送ることができるのではないでしょうか。

アンチエイジング医学の分野でも、老化を自覚する前から、今ある健康状態をいかに長続きさせるのかが、これからのテーマになってきます。そのためにはポイントを押えたうえで、少しずつ生活習慣を正していくことが重要になります。

Ⅱ体内時計に影響を受ける体の不調

最新医学によって解明されてきた体の仕組み

先述したように、「病気ではないけれど、なんとなく不調」にも原因があります。例えば、自律神経がきちんと機能していない、生活時間が乱れていて、質のよい睡眠が取れていない、ホルモンバランスが悪い、毛細血管の流れが悪い、などです。

最新の医学的な研究によって、こうした体内で起きているメカニズムが健康に及ぼす影響について、かなり詳しく解明されてきました。

Q　「なんとなく不調」の原因は？

A　生活習慣の乱れ（不規則な生活、睡眠不足、ストレス、栄養の偏り・不足など）

↓

体内時計の乱れ

↙　↘

自律神経の乱れ　⇔　ホルモンバランスの乱れ

↘　↙

毛細血管の減少

↓

なんとなく不調

中でも、人の体には時計遺伝子（体内時計）が組み込まれていること、それによって体内リズムが刻まれ、人の生活の土台を作っていることが、新たな時計遺伝子の発見とそれに続く研究によって、明らかにされつつあります。

また、自律神経には、無意識のうちに呼吸をさせたり、心臓を動かしたりするメカニズムがあるということはわかっていましたが、実際、日常生活の中でどのように動いて私たちの体が制御されているのか、具体的に把握することは困難でした。

ただ、日常生活の中で自律神経の動向を把握することは、さまざまな疾病やまだ見えない病へのアプローチとして、とても有効なことです。

そこで、私の研究室では、心拍変動の考え方を応用して、自律神経を日常的に測定することができるデバイスの開発に着手しました。

現在、そのデバイスは完成し、半導体の技術を応用して超小型化に成功し、プロアスリートでも応用できる段階にまできました。

また、スマホのカメラを応用して心拍変動を測定するアプリ開発にも成功し、日常生活の中で自律神経が簡単に測定できるようになりました。


別途開発した機械では、毛細血管の動きも観察でき、瞬時にコンピューターで計算して、毛細血管がどのような状態なのかわかるようになりました。

睡眠の大切さについても、これらのデバイスを応用するといろいろなことがわかってきます。例えば、夜の時間帯には自律神経の副交感神経が交感神経より優位になるのがよいとされていますが、それは、副交感神経が高まると、体全体を網羅している毛細血管の血液の流れがよくなり、それによって体の細胞が修復されるという面があるからです。このようなことが、具体的に確認できるようになりました。

体の修復は
睡眠中に行われる

睡眠中に血液が全身の毛細血管を介して、体中をめぐらないと栄養や酸素、必要なホルモン、免疫細胞が運ばれず、老廃物が蓄積されるために、全身の細胞が悲鳴を上げて疲労が増してしまいます。それが積み重なると、病気に移行してしまう恐れも出てくるのです。

睡眠中にも体内時計、自律神経、ホルモン、毛細血管をはじめ、体の機能はフル稼働して、いろいろな作業がなされているのです。

寝ている間にも細胞を修復するような仕組みがあるとは、人間の体はなんとよくできているのでしょう。

だからこそ、質のよい睡眠が大事になってくるのですが、この睡眠にかかわるホルモンとして、メラトニンと成長ホルモンが挙げられます。メラトニンは睡眠を深くする働きがあり、体内時計のプログラムに従って分泌され、とても強い抗酸化力を発揮します。入眠して間もない深いノンレム睡眠の時間帯に多く分泌される成長ホルモンもまた、昼間の活動で傷ついた細胞を補修し、新陳代謝をサポートします。

そして、深夜から朝にかけては、コルチゾールというホルモンが分泌され、覚醒の準備を始めます。

このように、一日の流れの中で、自律神経の交感神経と副交感神経がバランスを取ったり、ホルモンが分泌されたりしています。そうすることで私たちの体は、活動すべき時間帯には活動し、夜は昼間の活動によって疲弊した体を休ませ、修復する、というようにリズミカルに動いているのです。

これは私たちの体の中にある体内時計の働きによるものです。なんらかの理由で、この体内時計がずれてくると、本来、出されるべき時間にホルモンが出なかったり、血流によって修復されるはずだった疲労が改善せずに、不調となって体に現れます。

体内時計は、およそ二四時間のリズムで変化しているので、そのリズムを崩してしまうと、さまざまな体の組織にネガティブな影響が及び、それが不調の原因になってしまいます。この体内時計に基づく約二四時間のリズム（人の場合、二四時間一一分のリズム）をサーカディアンリズムと呼びます。サーカディアンリズムを崩さないためには、規則正しい生活をすることが大事です。

睡眠の質でいえば、通常朝の七時に起きている人が昼の一二時まで寝てしまったら、そこでまず体内時計がずれてしまい、その「ずれ」が不調につながります。

最初に述べたように、朝起きたときにすっきり目が覚めず、疲れが取れていないようなら、まずは、体内時計がきちんと機能するような、リズミカルな生活を送っているかどうかを見直すことが、不調解消への第一歩となるのです。

健康の決め手、毛細血管が注目されなかったわけ

22ページの「あなたの健康度チェック」の結果は、どうだったでしょうか？　当てはまる数が多いほど、実は、毛細血管年齢の老化が進み、血管年齢は高くなっており、病気になる手前まで来ている可能性があることを示しています。

ではなぜ、毛細血管が健康、不健康の決め手になるのでしょう。体には動脈と静脈が流れていて、その重要性については広く知られていますが、毛細血管がいかに大事かということは、これまであまり伝えられてきませんでした。

しかし、前項で述べたように、毛細血管の活動は、体の細胞の修復にも大きくかかわるものです。毛細血管が体中に張りめぐらされていることは、なんとなく知っているものの、実際にはどう機能しているのか、わかっていない人が大部分だと思います。

医師であっても、正確には理解していないこともあります。

なぜかといえば、毛細血管のトラブルは、直接、大きな病気の原因になりにくいからです。毛細血管はどこか一か所がダメージを受けても、周囲の毛細血管が伸びてきて、代行してくれることもあり、突然、致命的な症状に至ることはありません。

ということは、毛細血管が多少ダメージを受けていても表には現れにくいので、診療してもらえないのです。日本の医療保険制度の中では、何かしらの病気があって、それに診断名がついて初めて、医療が行われるからです。

毛細血管レベルで問題があったとしても、診断名がつくような状態でなければ、医師が一般の人にそのメカニズムを説明したり、血管の状態を測定したり、情報を提供する機会はありません。医師のほうも、毛細血管について深く考える人は少なく、したがってこれまではなかなか注目されませんでした。

しかし、私を含めた、毛細血管の機能性に気づいた研究者たちが情報を提供するようになり、今は健康を左右するトピックとして注目を浴びています。

その背景には、病気のゾーンにいる人、その手前のグレーゾーンにいる人、まったく健康な人に分けたとき、グレーゾーンの人に対してなんらかの対策をする必要性が認識されるようになったことがあります。

その理由の一つは、病気の予防に力を入れないと、医療費がかさみ、日本の医療制度が立ち行かなくなるという危機感です。グレーゾーンの人に対して、正しい予防知識の提供などを行い、ブラックゾーンに行かないようにすれば、健全に医療費を抑えることができます。

そのような事情に加え、医学的な研究が急速に進歩している中、毛細血管にからむいろいろな発見が相次いだことも、毛細血管が注目を集めるようになった理由です。

また、高齢化社会や平均寿命の延びなどで、一般の人の健康寿命に対する意識も高まってきました。できるだけ健康で長生きしたい。そのためにはどうすればいいのか、各自が考えるようになったのです。

グレーゾーンのうちに生活習慣を見直す

健康で長生きするには、「どうすればいいのか」を考えたとき、当然、生活習慣の見直しという課題が出てきます。**あらゆる病気の九割以上が、生活習慣に根差している生活習慣病です**。

三大疾病（がん、急性心筋梗塞、脳卒中）、あるいは高血圧、高脂血症、糖尿病などの命にかかわる病気もまた、生活習慣に起因しているのは明らかです。そして、**そのすべての病気には前段階として、病気とはいえない段階、つまりグレーゾーンがあります**。

「自分は今、どうやらグレーゾーンにいるようだ」という自覚があるのなら、すぐに生活習慣を見直してみる必要があります。

生活習慣の柱になるのは、「体内時計のリズムに沿った生活ができているか」です。朝、日の光を浴びると体内時計がリセットされ、およそ一五時間後から体は入眠の準備をはじめます。そのとき、毛細血管に血液を流す方向に切り換えていくことが大事ですが、そのためには副交感神経を高めつつ、就寝前にリラックスする必要があります。

昼間の興奮が尾を引き、交感神経が高い状態が続いている場合は、ゆっくりと湯船につかり、呼吸法やストレッチを取り入れて副交感神経を優位にします。そうすることで、睡眠に必要なホルモンが全身に行き渡っていくことは、前に触れた通りです。

つまり、私たちの体は、体内時計、毛細血管、自律神経、ホルモンの四つの要素がからみあって健康な状態をキープしているといえます。もちろん、偏りのない食事や適度な運動も大切な要素であり、喫煙や過度の飲酒、ストレスなどは避けるべき要素です。

体の不調や疲労、不眠などのトラブルがあるとき、これらの要素に不具合はないのか、自分の体の声に耳を澄ませて、生活習慣を見直すところから立て直しを図っていくことが、健康への近道になります。

2章

体を機能させる四つの仕組み

体は、体内時計、自律神経、ホルモン、毛細血管によって生かされている

私たちの体は、体内時計をベースとして、自律神経、ホルモンという二大制御機構によってコントロールされ、毛細血管を介して全身の臓器の健康が保たれています。そしてこれらは密接に関係し合いながら、体を正常に機能させるべく日夜働いています。

まず、体内時計に従って、体の機能は二四時間スムーズに働いています。それぞれの時間帯に応じて、自律神経は交感神経と副交感神経のバランスを取っています。同時に、そのときの状況によって各種ホルモンが分泌され、朝の目覚めをよくしたり、睡眠を深くしたりと、健康的な生活をサポートします。

自律神経は俊敏に作用し、ホルモンは微量ですがゆっくり長く作用するという違いがあり、この二つのコンビネーションによって、体はコントロールされています。自律神

経とホルモンは、それぞれの特徴を活かしながら、体をコントロールしているのです。

　ホルモンは毛細血管によって全身に運ばれます。毛細血管は、生きていくのに必要な酸素や栄養を運び老廃物や二酸化炭素を回収していきますが、ホルモンを末端の細胞にまで届ける役割も果たしています。

　また、自律神経も毛細血管との関係が強く、ストレスで交感神経が上がると、それを瞬時に察知して毛細血管は収縮します。そこに活力を上げるようなホルモンが発動して、ストレスに対抗しようとします。このように、自律神経とホルモンは、毛細血管の力を借りながら体をコントロールしているのです。

健康を支える四つの仕組み

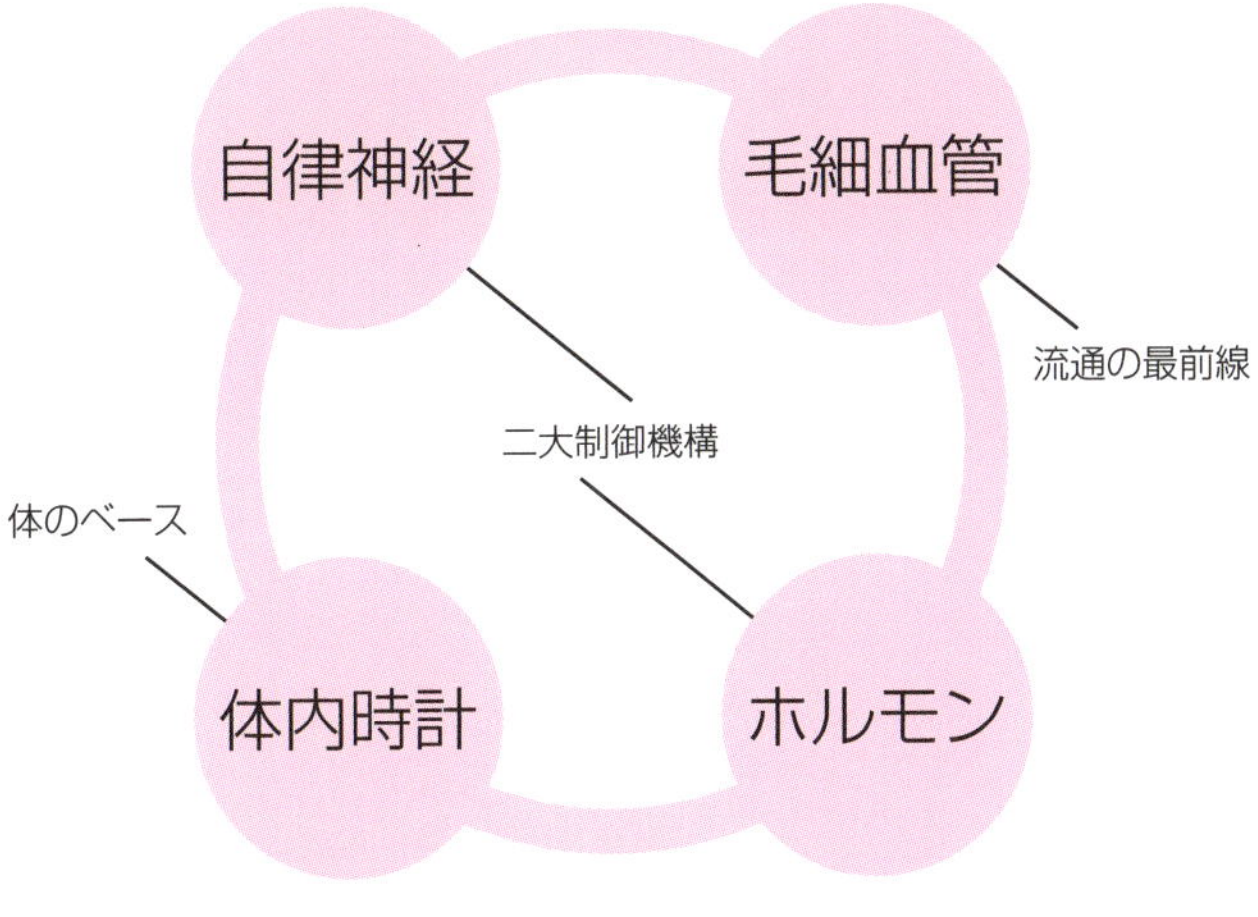

◎体内時計とは何か

私たちの体は、一日二四時間という制約の中で変化しています。おおまかにいえば、「昼間は活動して、夜は寝る」というリズムがあり、それを当たり前のこととして受け入れ、生活している人がほとんどです。

そして、このリズムを崩さず、規則正しい生活をしているほど病気になりにくく、健康でいられるということは、なんとなくおわかりでしょう。

ではなぜ、規則正しい生活がよいのでしょう。そのとき体の中では、どのようなことが起きているのでしょうか。

体内時計の研究は植物からはじまりましたが、一九七〇年代にはショウジョウバエの中に二四時間のリズムにかかわる遺伝子があることが突き止められました。その後、この遺伝子がどのように二四時間のリズムを生み出しているのかが明らかにされ、一九九七年には、哺乳類にも「時計遺伝子」というものがあることがわかり、次に、人間にもあることが確認されました。

すでに述べた通り、この二四時間周期のリズムを「サーカディアンリズム（概日リズム）」といい、一般的には「体内時計」と呼ばれています。

サーカディアンリズムを生み出す遺伝子とそのメカニズムを発見した、米ブランダイス大学のホール博士とロスバッシュ博士、ロックフェラー大学のヤング博士の三氏は、その功績により、二〇一七年のノーベル生理学・医学賞を受賞しました。

生活のリズムと体内の時計がうまく同期しなくなると、がんや神経変性疾患、代謝疾患などのリスクが高まると考えられるようになり、時計遺伝子の研究がこれらの疾患を予防するうえで重要であるという認識が広がり、高く評価されたのです。

脳にある「親時計」が全身の「子時計」を統率

人間の時計遺伝子は、体のどこか一か所にあるものではなく、体を構成する約六〇兆個の細胞すべてに存在しています。そして、時計遺伝子の種類は一つではなく、関連するものを入れれば、二〇種類以上あることもわかっており、実際に、体内のリズムを刻んでいる遺伝子は数千種類にものぼると考えられています。

サーカディアンリズムを刻む体内時計の中心は、脳の視床下部の視交叉上核という場所にあります。ここには時計遺伝子の働きが強く表れる約一万六〇〇〇個の細胞があり、これを「時計細胞」と呼んでいます。

この視交叉上核にある時計遺伝子が強いシグナルを出して、全身の細胞にある時計遺伝子を統率しています。視交叉上核にある時計遺伝子を「親時計」とするなら、全身の細胞にある時計遺伝子が「子時計」というわけです。

親時計は目から入った太陽の光に反応して、自律神経、ホルモンを介して全身の子時計にシグナルを送り、体内時計のリセットを促します。その時点から二四時間の一日が始まるのです。

親時計が光を感知すると、夜の間に分泌されていたホルモンのメラトニンは抑制され、今度は、心身のバランスを整える脳内物質＝セロトニン産生へとスイッチが切り替わります。同時に、約一五時間後にメラトニンが分泌されるようにセットされます。そして、**昼間に蓄えられたセロトニンがメラトニンの原料となって、夜になるとメラトニンに変化することになります**。

こういった仕組みによって、朝起きる時刻で夜眠くなる時間が決まる、というリズムが生まれるのです。**「早寝すれば早起きできる」**と思われがちですが、実際は、**「早起きすると早寝ができる」**というほうが当たっています。

体内時計をつかさどる三つの生体リズム

体内時計をつかさどる生体リズムは、わかりやすくいえば、①睡眠覚醒リズム、②メラトニンリズム、③深部体温リズム、の三つにまとめられます。

睡眠覚醒リズムは親時計、子時計、意識によってコントロールされる生体リズム。光のない場所にいてもリズムが保たれ、長時間起きていると睡眠物質が蓄積され、眠たくなります。

メラトニンリズムは、先ほど説明したように、時計遺伝子に従いつつ目から入る光によってコントロールされ、睡眠ホルモンのメラトニンが増減するリズムです。

もう一つの深部体温リズムは、深部体温が日中に高く、夜に低くなるリズムで、親時計によってコントロールされています。

深部体温とは、体表面の温度ではなく、内臓など深い部分の温度のこと。午後二時〜

四時にもっとも高く、深夜二時～四時にもっとも低くなります。もちろん、気温などの外的な要因にも一時的な影響を受け、運動によって体温が上がったりもします。

深部体温が高い時間帯は血圧が上がり、呼吸数も増え、心身の活動が活発になります。逆に、深部体温が低い時間帯は、血圧が下がり、呼吸数は減少して、すべての活動が鈍くなります。

この三つの生体リズムがずれてくると、さまざまな不調をきたします。睡眠覚醒リズムは、親時計だけではなく子時計や意識によって支配されるので、比較的ずれやすく、メラトニンリズムも光を浴びるタイミングによっては、ずれることがあります。深部体温は外的要因に多少左右されますが、簡単にはずれにくいという特徴があります。

これらの生体リズムがずれた状態を「内的脱同調」といいます。いわゆる時差ぼけのような活力の出ない状態ですが、これが続くと不調をきたします。

このことから、不調を予防するためには、生活リズムを整えることがもっとも効果的だということがわかります。体内時計と生体リズムの関係を理解し、「ずれ」を補正する生活に戻していけば、不調を好調に変えることも可能なのです。

睡眠時間は七時間前後がベスト

毎日の生活の中で、もっともずれやすいのは、睡眠時間なのではないでしょうか。夜更かしや朝寝坊は、メラトニンリズムを簡単にくずしてしまいます。

とくに問題なのが睡眠不足。睡眠中は、睡眠の質を上げるメラトニンのほかに、疲労を回復してくれる成長ホルモンも分泌されます。

メラトニンや成長ホルモンが十分に分泌されないと、傷ついた細胞が修復されず、疲労がたまってしまい、不調につながります。成長ホルモンは時計遺伝子にコントロールされてはいませんが、睡眠そのものは時計遺伝子の影響下にあります。

また、睡眠時間は七時間前後がベストだと考えられます。寿命と睡眠時間を調べたところ、七時間前後の人の寿命がもっとも長かったというデータがあります。

「夜一一時に寝て、朝六時に起きる」のが理想的ですが、「夜一二時に寝て、朝七時に

最も長生きできる睡眠時間は7時間前後!

睡眠時間と死亡危険率の関係

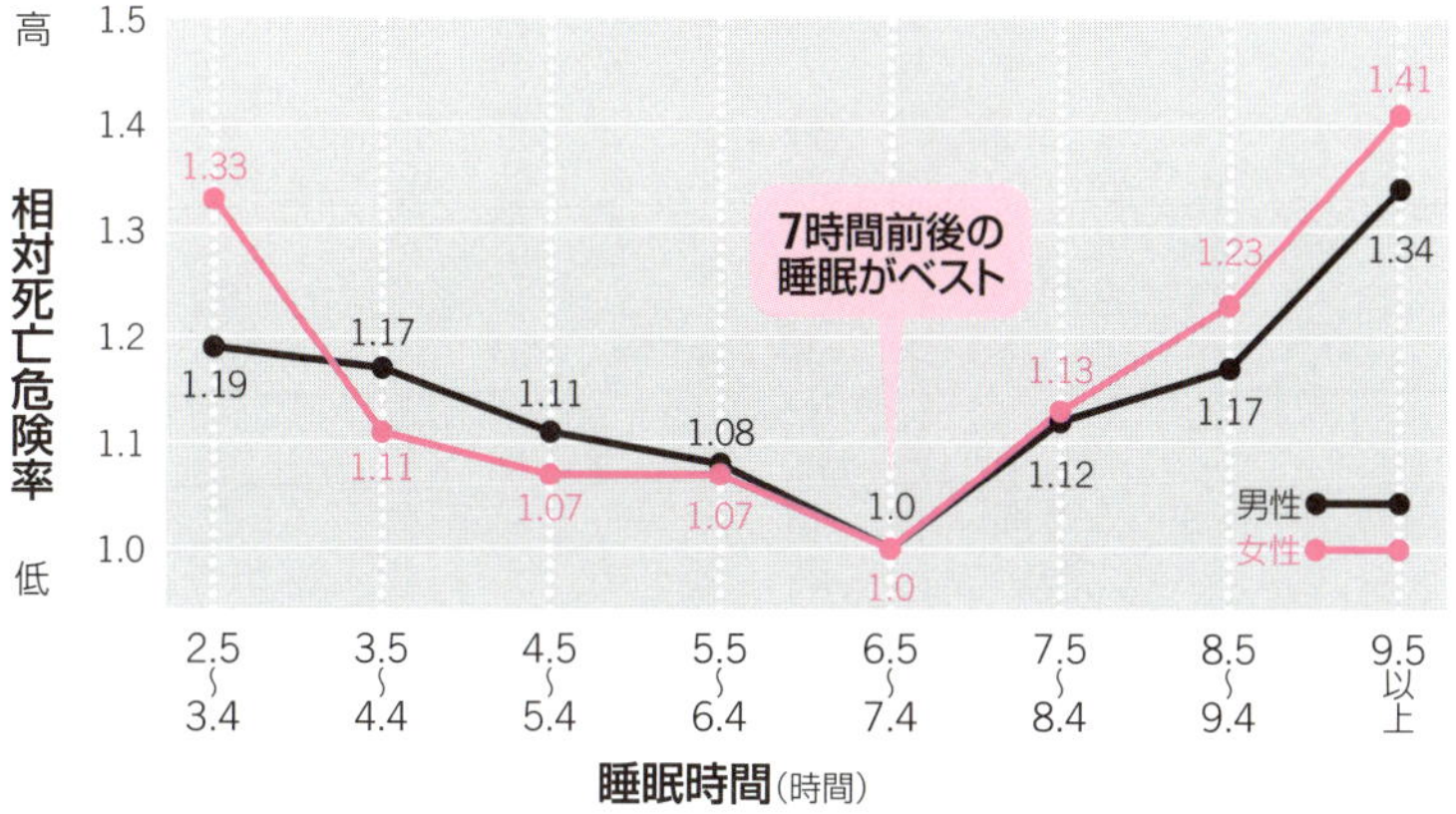

6.5〜7.4時間睡眠の場合の死亡率を1としたときの死亡危険率
Kripke DF.et al:Arch Gen Psychiatry59:131-36,2002　アメリカで実施された調査(1982〜1988年)

起きる」でもかまいません。人間の体内時計は、基本的に深夜にもっとも深く眠り、朝にかけてレム睡眠が増え眠りが浅くなるようにセットされているからです。

寝入りばなの深い眠りであるノンレム睡眠のときに成長ホルモンが多く分泌されることも、深夜の時間帯にきちんと睡眠を取ることが大事な理由です。

成長ホルモンは入眠してから三時間くらいの間に一日の七割が分泌されます。だからといってこの三時間の睡眠だけでよいというわけではありません。睡眠時間が短すぎると、せっかく分泌された成長ホルモンが全身に行き渡って、体のさまざまなところで働く時間がありません。

そういう観点からも、七時間くらいの睡眠が体調キープのためにはベストなのです。

また、深夜から朝の時間帯になると、時計遺伝子の制御によって、コルチゾールというホルモンも分泌されます。これは、脂肪と糖質の分解を行い、ダイエット効果をもたらします。しかし、コルチゾールは睡眠時間が短いと逆に分泌しすぎて、高血圧や高血糖を引き起こす恐れがあります。

このように、睡眠中にはいろいろなホルモンが働き、体を健康へと導いているわけですが、より効果を得るためには、睡眠不足は避けるべきということが、おわかりいただけたでしょうか。

成長ホルモンは入眠してから3時間くらいの間に全体の7割が分泌

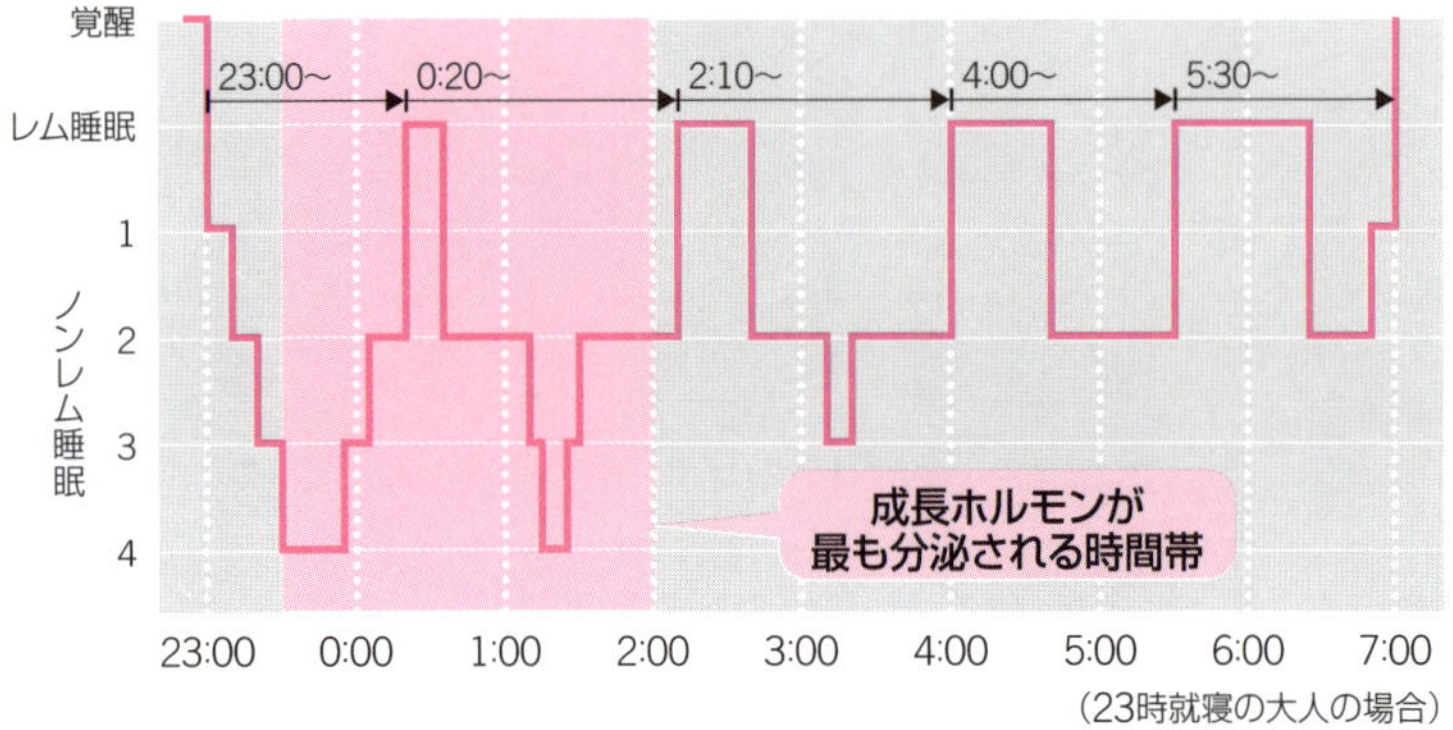

レム睡眠とノンレム睡眠のサイクルはおよそ90分。
一晩に5回くらい繰り返されるが、成長ホルモンが最も分泌されるのは、最初の深いノンレム睡眠中

病気や寿命も時計遺伝子と関連する

病気の発生と時間にも、関連性が見られます。よく、喘息の発作は深夜に起きやすく、高血圧の発作は夕方、心臓や脳の発作は早朝に多いなどと、病気と時間の関係を指摘されますが、これも時計遺伝子の働きと密接な関係があることがわかっています。

時計遺伝子はホルモンの分泌や自律神経の活動に関与し、一日の中でそれらが活発になる時間帯や、停滞する時間帯があります。そのために、血管の収縮、血圧、体温、免疫力、ホルモン分泌量などが変動して、時間帯によって出やすい症状が異なるのです。

時計遺伝子は、時計タンパクを増やしたり減らしたりして、振り子のようにゆらいで時を刻んでいます。そして、時計遺伝子の作り出す物質は、体内のいろいろな機能にダイレクトに影響して、健康を左右しています。時計遺伝子をきちんと働かせることで、ほかの遺伝子との関係がスムーズにいき、それが健康につながります。

逆に、ほかの遺伝子が時計遺伝子を働かせるのに役立つこともあります。例えば、細胞の老化を遅らせることができる長寿遺伝子がそうです。

長寿遺伝子を活性化させるには、カロリーリストリクション（CR）を行うといいことがわかっています。CRとは、食事の栄養バランスを取ったうえで、必要なカロリーの七〜八割程度に減らす方法で、これによって長寿遺伝子がオンになります。長寿遺伝子は時計遺伝子の働きをサポートする役割があることが私たちの研究室の最新の研究でもわかってきました。一方、それぞれ一日三食を、時間を空けて空腹時間を作りつつ、きちんと摂ることで、体内時計を働かせることができます。

とくに朝食は欠かせないもので、起きてから一時間以内に摂るのがベストです。そうすることで、光をキャッチして動く親時計に連動している子時計が働き出します。食事のタイミングで子時計のリズムが整い、体内リズムも整う、というわけです。

食事によって調整される子時計は、「腹時計」ともいえます。

◎自律神経とは何か

原因がはっきりわからない不調、いわゆる不定愁訴のことを、自律神経失調症と表現することがあります。これは、自律神経が正常に働いていないことを指しています。では、そもそも自律神経とはどういうものなのでしょうか。

手や足、口、目などは、自分の意思で動かすことができますが、胃や腸、心臓、腎臓、肺などは無意識のうちに動いていて、意識的に動かそうと思っても動かすことはできません。そこには、意思とは関係なく働く自律神経があるからです。

内臓を動かす、血液を流して全身に酸素や栄養を運ぶ、老廃物を排出するなどの働きは、すべてこの自律神経が関与しており、私たちの体の機能を保っています。

眠っている間にも心臓が拍動し、食べ物を消化したり、呼吸したり、体温調節ができるのは、意識しなくても常に自律神経が働いてくれるおかげです。

自律神経は、交感神経と副交感神経の二つから成り立っています。そしてこの二つは、正反対の働きをします。

交感神経は活動時、副交感神経は休息時に働く

交感神経は、主に昼間の活動モードのときに働き、副交感神経は、主に休息や睡眠モードのときに働きます。ただし、どちらか一つしか働いていないのではなく、二つは強くなったり弱くなったり、時と場合に応じて、バランスを取りながら働いています。

交感神経は、仕事や家事、運動など能動的な活動をしているときに、主に働いています。交感神経が高まると、心拍数が増え、筋肉は固くなり、毛細血管は収縮します。そして脳からの指令によってすぐに活動できるような態勢を取り、瞬時に反応します。

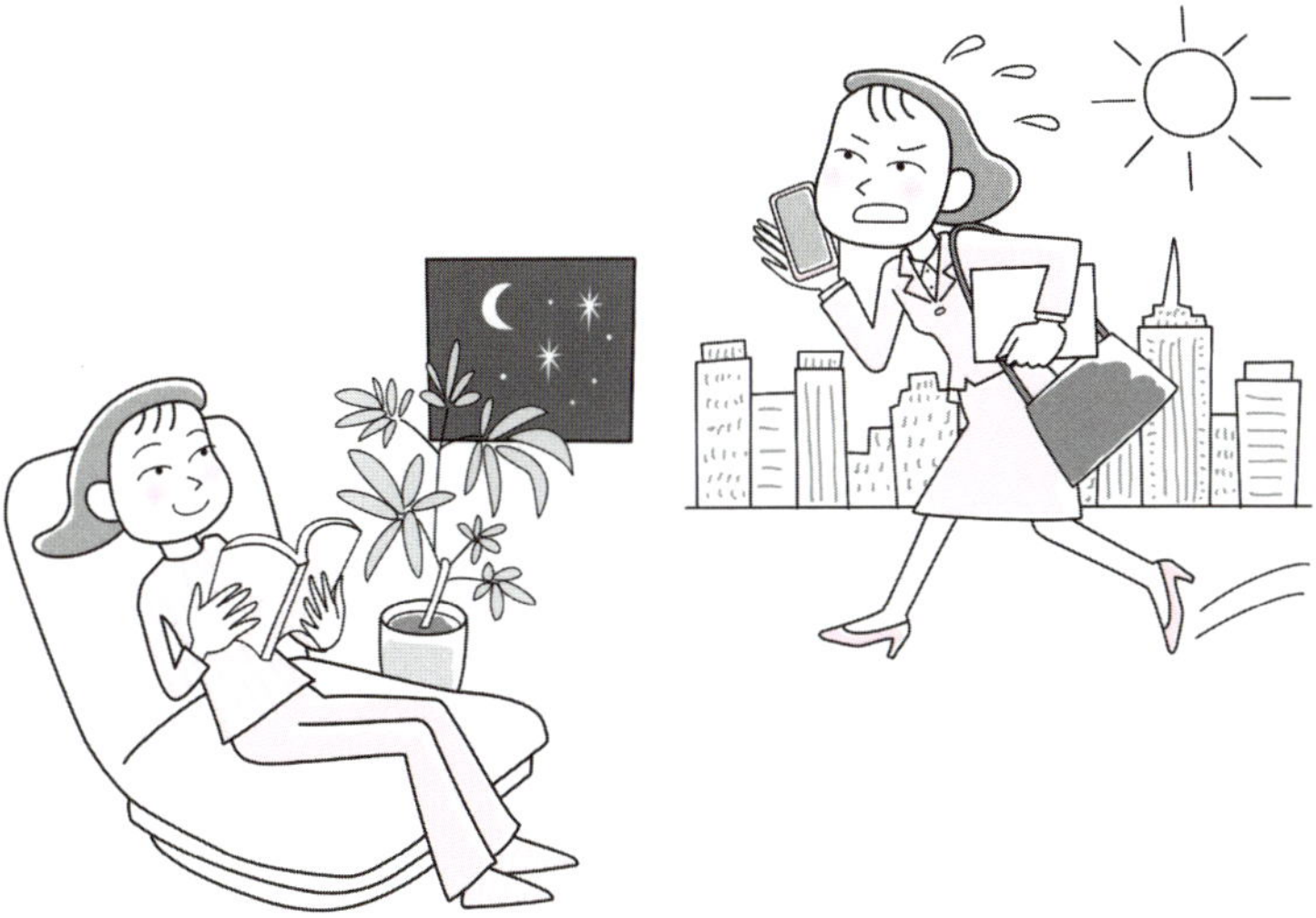

また、交感神経は緊張しているときや、ストレスを感じるときにも高まり、緊急事態に備えます。しかし、ストレス状態の時間が長くなると、血流が悪くなって不調をきたしたり、睡眠を妨げたりすることもあります。活動には不可欠ですが、高い状態が続くと健康を害してしまう、というわけです。

ストレスがかかる活動をしたあとには、休息したり、リラックスすることで副交感神経を高めて交感神経を抑える必要があります。

副交感神経は主に夜に働きます。夕方から、食事や休憩、入浴などをうまく活用してリラックスすることで、徐々に副交感神経を高めることができると、入眠もスムーズになります。

心拍数も落ち着いて、血管も開いて筋肉もゆるみます。毛細血管までゆるむと末端までの血流がよくなり、栄養や酸素、ホルモンなどが体の隅々まで運ばれ、昼間の活動で疲弊した細胞を修復します。

とくに、睡眠中は副交感神経がよく働き、疲労を回復して、また明日も元気に動ける体に戻してくれるのです。

自律神経は毛細血管をコントロールする

自律神経の影響をもっとも大きく受けるのは、血管の中でも体中を網羅している毛細血管です。交感神経が高まると血管は収縮し、副交感神経が高まると血管は拡張します。

この二つを切り替えることによって、血液を全身にめぐらせることができます。

つまり、自律神経は毛細血管をコントロールする司令塔だといえるのです。

睡眠中は血液が全身に運ばれるとき、栄養や酸素と一緒に、成長ホルモンやメラトニンといった睡眠にかかわるホルモンも届けられます。自律神経の指令があってはじめて、体を修復・再生するホルモンが体内をめぐることができる、という仕組みがあるのです。

ただし、副交感神経は加齢とともに弱まりやすい傾向にあり、交感神経とのバランスが崩れやすくなります。一般的には、男性は三〇代、女性は四〇代から副交感神経

自律神経のトータルパワーが高い状態と低い状態

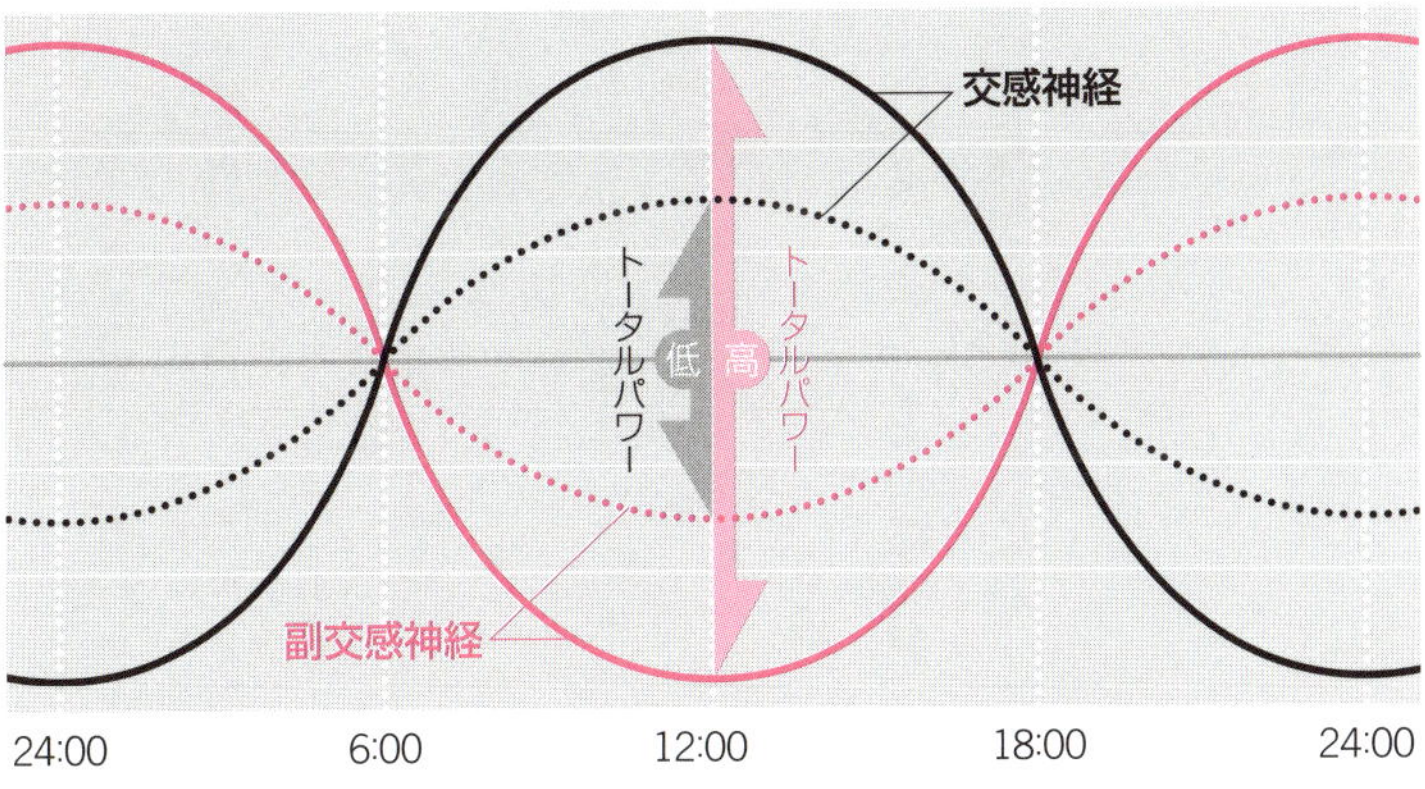

うつや自律神経失調症では、トータルパワーが低い傾向にある

の働きが低下し、交感神経ばかりが優位な状態になりやすくなります。

自律神経自体のトータルパワーが落ちやすくなるので、より毛細血管をしっかり働かせ、自律神経の働きを整えることに意識を働かせる必要が出てきます。

交感神経が優位になると、筋肉は緊張し、毛細血管が絞られて血圧が上昇します。脳や筋肉など体を俊敏に使うために、体の中心部に血液が集中します。

副交感神経が優位になると、筋肉は弛緩し、毛細血管へと血液が流れることで、体の修復に必要な酸素や栄養素、ホルモンなどが体の末端の細胞まで届けられ、血圧は下降します。

この二つの働きのバランスが取れてこそ、健康が保たれるのです。二つの神経のどちらかが二〇～三〇%ほど優位になる状態をシーソーのように繰り返し、程よいバランスを保つことが、健康な状態といえます。

自律神経は体内時計に沿ってバランスを取る

自律神経はまた、体内時計とも連動しています。

朝、光を浴びると、活動に備えて交感神経が優位になります。昼間は仕事をしたり出かけたり、体を動かすことが多いため、交感神経が高くなりますが、そんな中でもほっと一息ついて副交感神経を高め、バランスを取ると疲れすぎずに済みます。

夕方から夜にかけては、明日に備えて休息モードに入り、副交感神経が優位になります。しかし、夜遅くまで遊んでいたり、仕事をしていると、交感神経が高いまま寝る時間となり、眠れなくなってしまいます。

十分に睡眠が取れないと、睡眠中に細胞を修復してくれるはずの栄養や酸素、ホルモンが毛細血管を介して全身に行き渡らず、疲れを翌日に持ち越すことになります。

さらに、睡眠不足の日が続くと、ストレスホルモンといわれるコルチゾールが大量に分泌され、フリーラジカルの大量発生を招きます。また、それに対抗するため老化を防ぐホルモンのＤＨＥＡ（デヒドロエピアンドロステロン）が浪費されます。これらのメカニズムにより、ストレスがたまると、大きな病気につながる恐れが出てきます。

したがって、入眠の時間に向けて、副交感神経を上げていくことが大事です。それには、昼間、十分に体を動かしておくこと。冷え性の人が増えているのは、生活が便利になって体を動かす必要がなくなったことも一因になっています。

深夜までパソコンやスマホを使う生活も問題です。ディスプレイから出るブルーライトを浴びるうえ、遅い時間まで交感神経が上がったままで、睡眠の質が下がります。**不眠気味の人は、湯船につかってリラックスし、ストレッチや呼吸法をすることで、副交感神経を上げるように心がけましょう。**

体内時計に沿って、交感神経と副交感神経のバランスが取れるよう、規則正しい生活をすることが不調をなくす第一歩なのです。

また、自律神経は免疫細胞もコントロールしています。交感神経が高いと、大きめの細菌が入ってきたときに、それを防ぐための準備をします。副交感神経が優位になる夜の時間帯になると、ウイルスやがんに対して戦うリンパ球を増やし、態勢を整えます。

自律神経の二つのバランスが悪いと、毛細血管の流れが悪くなるだけでなく、戦い方の質も変わってきて、免疫が十分に機能しなくなります。

自律神経は測定できる！

バイタルテラス

不調を解消するには、生活習慣を見直すことが大事。とはいえ、自分の体が今、どういう状態なのかは目に見えないだけに実感がなく、なかなか変えられないものです。

そこで、自律神経の状態を測定し、数値で表して可視化し、生活を見直すきっかけにしてもらえればと考え、開発したのが「バイタルテラス」というアプリです。

バイタルテラスは、スマートフォンのカメラレンズに指先を当てて、その部分の毛細血管の血流の変化から脈拍を読み取り、自律神経を測定します。

　自律神経は交感神経が優位なほどゆらぎが小さく、副交感神経が優位なほどゆらぎは大きくなるという心拍変動の理論を用いて、心拍変動を周波数に変換し、合計値で自律神経のトータルパワーを把握する仕組みです。

　バイタルテラスでは、そのときの緊張した状態などをスポット的に見られる一方、何日間かの疲労を反映する、トータルパワーという有益なデータを取ることができます。

　交感神経と副交感神経のどちらかが高すぎたり、低すぎたり、あるいはどちらも低いと、トータルパワーは落ち、あらゆる不調の原因となります。

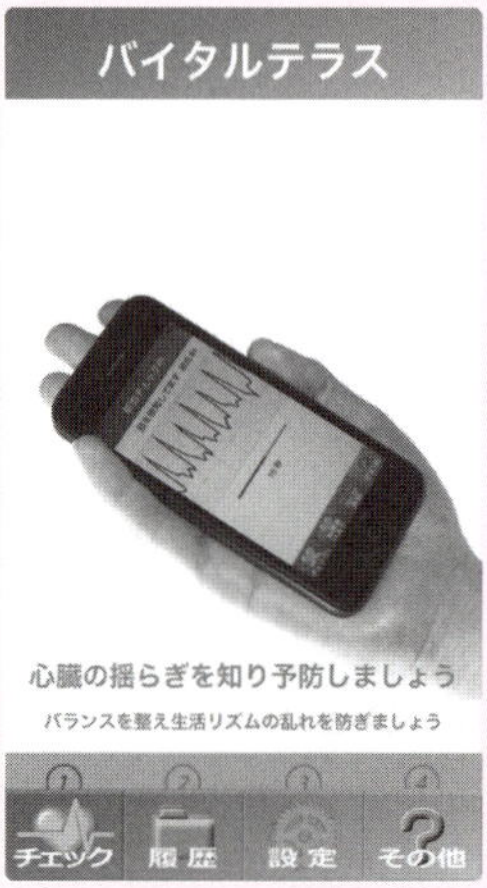

ヘルスパッチ（二〇一八年発売予定）

医療用としてバイタルデータを精密に分析できるよう開発したのが、「ヘルスパッチ」です。バッテリーをはめ込んだセンサーを心臓の上の皮膚に貼り付け、二四時間の変動を測定します。ヘルスパッチは、二四時間付けておくことで、自律神経のみならず睡眠の解析なども正確にできます。

私は、アメリカのメジャーリーガーや、日本のプロ野球選手をはじめ、プロのアスリートを中心にこれを使用し、試合のときなどのパフォーマンス向上に役立てています。

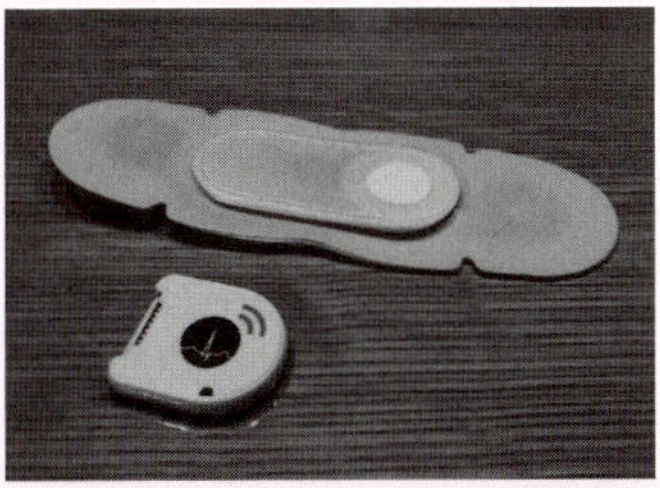

さらに現在は進化して、緊張度や元気度を測るだけではなく、そこに至るまでの脳の動きまでも解析できつつあります。

私が在籍するハーバード大学の研究では、一〇〇個以上のセンサーを頭に付けて、詳細な脳波を測定する方法や、自律神経を測定しながら脳のMRIを撮るなど、新しい試みが行われています。これまでとは違うレベルで、脳や全身の動きを知ることができます。

◎ホルモンとは何か

ホルモンは、体のあちこちにある器官で合成・分泌されて、体中を循環し、さまざまな場所で効果を発揮する物質です。

自律神経と同様に、体内時計に従って分泌されるホルモン以外に、行動や食事など、別の環境要因に支配されるホルモンもあります。

体内時計にのっとって、昼間は積極的に活動するためのホルモンが分泌され、夜間は昼間の活動で疲弊した細胞を修復・再生するためのホルモンが活躍します。

これは、自律神経が体内時計に同調して、昼間は交感神経が高くなり、夜間は副交感神経が高くなることと密接に関係しています。

ホルモンは
交感神経、副交感神経の影響を受ける

交感神経が高くなると、ドーパミンやノルアドレナリン、アドレナリンなどの興奮を伝えるホルモンが分泌されます。

ドーパミンやアドレナリンは「快楽ホルモン」ともいうべきもので、日常生活を送るうえで、仕事や身の回りのことを楽しく、効率的にこなしていくために必要なものです。ドーパミンやアドレナリンは、とても興奮したときには続けて分泌され、興奮を遷延化《せんえんか》（長引く）させる力もあります。

ドーパミンは「報酬系ホルモン」ともいわれ、「何かをやれば、何かを得られること」を学習するときに増えるホルモンです。しかし、ドーパミンが過剰になると、頭も体も疲弊して、脳が正常な判断を下せなくなる心配も出てきます。

一方で、副交感神経が高まり、体が穏やかな状態でリラックスしているときに出てく

る、セロトニンやオキシトシンといった体を休ませるホルモンもあります。セロトニンは「幸せホルモン」といわれるように、ストレスの緩和に役立ち、元気にさせる役割を持っています。

朝の光によって体内時計がリセットされるときに出現するのが、このセロトニンで、セロトニンは夜間に分泌されるメラトニンの原料になります。セロトニンとメラトニンがセットになって働くことによって、私たちの体は元気を取り戻し、病気や老化を防ぐ機能を高めることができるのです。

睡眠中に働くホルモン（メラトニン、成長ホルモン、コルチゾール）

メラトニンは体内時計に従って出てくる、睡眠にかかわるホルモンですが、もう一つ睡眠中に有益な働きをするのが、成長ホルモンです。

質のよい睡眠は、ノンレム睡眠とレム睡眠がしっかりと出現して、寝入りばなの、とくに深いノンレム睡眠の間に、成長ホルモンが分泌されることが肝心です。

成長ホルモンというと、成長期の子どもにだけ必要なものと思われがちですが、実は、何歳になっても必要不可欠なホルモンです。

確かに、成長ホルモンが分泌するピークは二〇歳ごろですが、その後も量は減るもののずっと出続けます。成長ホルモンは、睡眠中に昼間傷ついた細胞を修復することはもちろん、メラトニン分泌を促し、免疫力を強化するなど、アンチエイジング的な働きをしてくれます。

睡眠中にはコルチゾールというホルモンも分泌されます。コルチゾールは、午後一一時か一二時くらいに寝たとして、午前三時から明け方にかけてのレム睡眠時に分泌が増え、早朝にピークとなります。

このためコルチゾールは、「覚醒ホルモン」といわれており、また、脂肪の燃焼作用があることから「ダイエットホルモン」とも呼ばれています。

さらに、コルチゾールはストレスが起きたときに体を守るためにも分泌されるので、「ストレスホルモン」の名もついています。

睡眠時間が短かったり、夜中に急に目が覚めたりすると、コルチゾールが出すぎて、血圧や血糖値が上がり、免疫力を下げる原因になることがあります。

こういう状態を緩和しようとして、DHEA（デヒドロエピアンドロステロン）という、コルチゾールと拮抗して働くホルモンが分泌されますが、コルチゾールが多すぎると浪費されてしまいます。DHEAは若返りのホルモンとして知られています。

このほか、睡眠にかかわるものとして、ノンレム睡眠を引き起こす、プロスタグランジンD2というホルモン様物質があります。私の研究室の研究では、プロスタグランジンD2に動脈硬化を阻止する作用があることがわかりました。

以上のことからも、体内時計に従って出てくるホルモンを有効活用するためには、毎日の睡眠をしっかり取ることが、いかに大事かがおわかりいただけると思います。

体内時計に支配されないインスリン、性ホルモン

一方、体内時計に支配されないホルモンもあります。

例えば、インスリンというホルモンは血糖値に反応して出てきて、血糖値を下げる働きをします。血糖値というのは、血液中におけるブドウ糖の濃度です。

運動不足であったり、高カロリー食を食べ続けたり、睡眠が不足する生活を続けていると、血糖値を下げるインスリンの働きが鈍くなり、コントロールが効かなくなってしまいます。

そのまま放置すると、糖尿病になる危険性があります。

メンタル面での安定にかかわるホルモンもあります。

代表的なのが女性特有の女性ホルモンです。女性の生理は、エストロゲン（卵胞ホルモン）と黄体ホルモン（プロゲステロン）によってコントロールされていますが、月経前に

黄体ホルモンの分泌が高まると、イライラや倦怠感、うつ症状が現れると考えられています。また、更年期にエストロゲンが減少すると、不定愁訴と呼ばれるさまざまな不調が見られます。

男性の場合も同じような現象があります。男性ホルモンのテストステロンは、一〇代後半から二〇代前半で分泌量はピークとなり、年齢を重ねるとともに減少していきます。男性ホルモンは、攻撃的、闘争的になる側面があり、男性ホルモンが減るということはメンタル的に穏やかになるものの、極端に進んでうつ状態に陥ることもあります。

ホルモン全般にいえることですが、私たちの体内には、ホルモンを受け取るスイッチ（受容体）があって、その場所にある器官に必要なホルモンだけを受け取るようになっています。ですから、受け取り手のスイッチがあれば、それをターゲットにした補充ができなくはありません。

しかし、ホルモンというものは、滝のように上流（脳など分泌する場所）から下流（受け取る器官）へと刺激を伝えて、情報を伝える仕組みになっています。あるホルモンが十分に増えると、「もういいですよ」という情報を送り、刺激は停止されます。

必要なホルモンを人工的に補充することで、とりあえずの作用は期待できますが、情報のフィードバックがうまくいかず、ホルモンの分泌がより下がってしまう、という悪影響も考えられます。

アトピー性皮膚炎に用いられる副腎皮質ホルモン剤も、炎症は抑えることができますが、そのとき局所的な細胞の代謝まで抑えてしまい、正常な細胞の活動を低下させてしまう恐れがあります。

喘息などに用いられる場合も、炎症を抑えたり、ストレスを緩和する力はあるものの、一定以上になるとストレスを助長したり、感染しやすい状態になったり、血圧や血糖値を上げてしまう危険性があります。

ホルモンはゆっくり時間をかけて働く

先に述べたように、ホルモンと自律神経は体の二大制御機構であり、この二つは密接な関係を持ちながら働いています。自律神経は秒単位で素早く情報を伝えるのに対し、ホルモンは数分、数時間単位で情報を伝えます。

ストレスを受けると自律神経の交感神経が上がり、それを察知して毛細血管が絞られます。それにともない体の中心に血液が集まるので、それを流すのに、コルチゾールやカテコールアミン（ドーパミン、アドレナリン、ノルアドレナリン）など、活力を上げるようなホルモンが連動して分泌されます。

自律神経が高い状態がさらに続くと、体は緊張し、異常事態のストレスに対抗しようとするホルモンが分泌されます。これらのホルモン分泌はある程度重要ですが、遷延化すると体には負荷がかかります。そうした緊急事態が夜まで続くと、不眠になることもあります。

このようなストレス状態をコントロールするためには、適宜、交感神経を下げて、ホルモン分泌が遷延化しないようにしなければなりません。交感神経は呼吸法などで意識的に下げることができます。

一方で、例えば、ドーパミンなどの報酬系ホルモンが出るように、一定時間体を動かしたら好きな物を食べていいとか、勉強に集中したあとは音楽を聴いてリラックスするとか、ご褒美タイムをのちにもうけるようにしましょう。集中と弛緩の繰り返しで、メリハリをつけた生活がストレス解消の要になります。

あとは、ストレスを発散する場を作ることも大切です。ランニングをしたり、カラオケで思いっきり歌ったり、ストレスを外に出す機会を作ります。

情報社会の今、四六時中スマホなどで情報をインプットしてしまうことが多く、それもストレスの原因です。やりすぎない程度に、自律神経とホルモンコントロールをしながら、正しくストレスを解放してあげることで、健康を維持することができます。

◎毛細血管とは何か

心臓から送り出された血液は動脈によって全身に運ばれ、今度は静脈を通って心臓に戻ってきます。

もう少し詳しく見てみると、血液を送る動脈は、大動脈から細動脈に枝分かれしていき、さらに細い毛細血管に分かれていく、という仕組みになっています。さらに毛細血管から細静脈へとつながり、大静脈へと血液を送ります。

動脈は
大量の血液を流す導管

　動脈は、外膜、中膜、内膜の三層構造になっており、中膜には弾力のある筋層があって、大量の血液をしっかり流す導管の役割を果たしています。

　内膜には内皮細胞があり、血液を通過させるだけではなく、サイトカインなど必要な生理活性物質を分泌したりします。また、血液中の赤血球、白血球、サイトカインなどの成分と連携して、免疫細胞間の相互作用を促し、全身状態に合わせて情報を伝達します。

　栄養を摂って酸素を取り入れた潤沢な血液を速やかに流す、というのが主要な動脈の役割ですが、血液が速やかに流れない状態が続くと、内膜が傷つけられたり、血液中のさまざまな成分による相互作用の中でいろいろなアクシデントが起きたりします。

　例えば、内膜が傷ついてコレステロールがたまると、動脈硬化につながることもあり、さらにプラークができて内腔が狭くなってくると、血流が低下して滞ってしまい、導管としての働きが損なわれます。

血液は数十秒から一分の間で全身をまわりますが、それが滞ると、毛細血管まで血液が運ばれません。毛細血管が各所で十分に働くための大前提として、血液とともに届けられる酸素や栄養素、ホルモンなどが必要なのです。

動脈は「物資」を届ける、いわば「幹線道路」の役割をしており、動脈から細動脈、毛細血管へと枝分かれしていく中で、物資は末端の目的地まで運ばれます。同時に毛細血管はまた、不要になった物資を回収し、静脈へと運んでいく役割も果たしています。

毛細血管は「物々交換」の現場

毛細血管は、基本的には一層の内膜でできており、内皮細胞が本体ですが、そこに周皮細胞（壁細胞）がところどころ巻きついている、という形になっています。内皮細胞や内皮細胞のちょっとした隙間を通して、酸素や水分、栄養素などの物質がしみ出してくるのですが、そこからまた吸収も行われます。末端まで届けられた物資を毛細血管という現場で「物々交換する」というイメージです。

毛細血管は、直径約〇・〇一ミリという肉眼では見えないくらいの超極細血管ですが、体の隅々まで張りめぐらされており、合計すると、全身の血管の九九％を占めていることになります。そう考えると、体の細部であり、末端にありながら重要な働きをする、最大の臓器ともいえます。

全身のどの細胞も、毛細血管から〇・〇三ミリ以内に存在しています。そして、毛細血管は、体を構成する六〇兆個を超える細胞の一つひとつに、必要な酸素や栄養素を届け、届けると同時に、不要な二酸化炭素や老廃物を回収していきます。

毛細血管はこのやり取りの現場であり、栄養補給や代謝が行われる最前線なのです。このやり取りが血液の流れにのってスムーズにいくことで、私たちの生命は維持されている、といっても過言ではありません。

毛細血管は加齢によって老化し、脱落する

一方、残念なことに、毛細血管は加齢とともに劣化していきます。劣化によって、毛細血管を構成する内皮細胞の間に隙間ができたり、内皮細胞と周皮細胞との間が開いたりすることで、栄養分や老廃物などがもれ出てしまうこともあります。

毛細血管は45歳から衰える

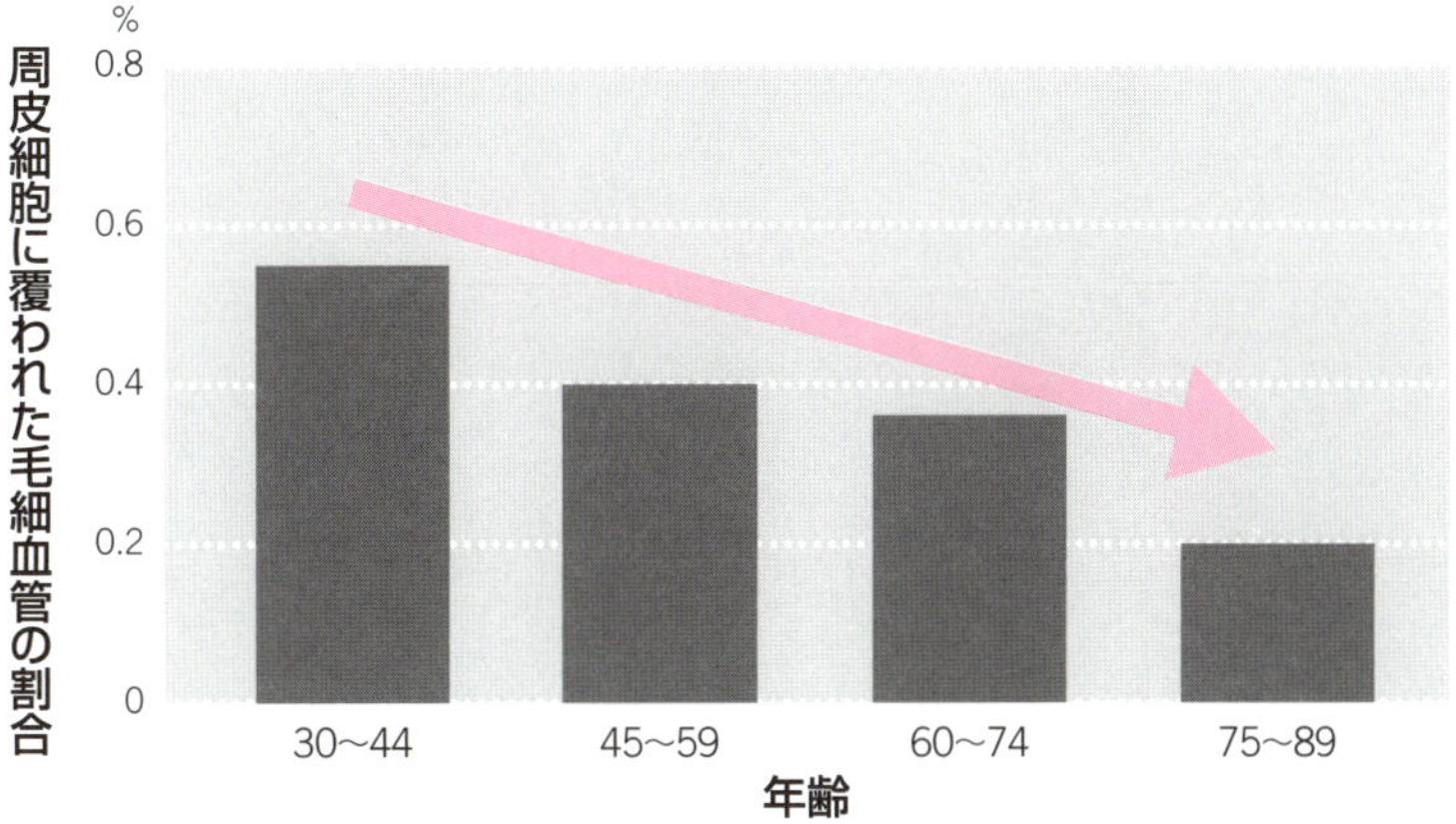

Kajiya K .et al. J Dermatol Sci, 2011（改変引用）

また、毛細血管に血液が行かない状態になると、内皮細胞も脱落して老化、あるいは縮小化します。毛細血管の形がくずれ、血流が乏しくなった状態を毛細血管のゴースト化と呼びます。この状態が継続すると毛細血管は次第に脱落して（なくなって）いきます。

人が老化すると体重が減少に転じていき、体の大きさも小さくなるのと同じように、毛細血管も老化によって脱落するのです。六〇代では二〇代に比べると、毛細血管はおよそ四割になっています。そこで取るべき対策は、必要以上の脱落を減らすことです。

細胞というものは、ある程度、自然に死んでいく現象もありますが、毛細血管に血流が行かないような生活を続けていると、ゴースト化が加速してしまいます。

例えば、ストレスを抱えて睡眠がきちんと取れていないような場合。交感神経が高くなり、血管は絞られた状態にあります。このまま血管をゆるめないと、血液が流れず、回復させたいところに必要な物資を届けられなくなります。

そういう日々を重ねると、回復されずに傷ついたままの細胞が脱落し、その部分の毛細血管自体が生き延びられなくなります。それとともに、さらに周辺の細胞も脱落するというように、悪循環に陥ってしまいます。

ただし悪いことばかりではありません。睡眠を必要十分に取り、積極的に血流を上げることで、内皮細胞はきれいに整列化し、毛細血管は生き返っていきます。毛細血管には、そういったポジティブな面もあるので、生活習慣を変える努力次第で、老化が防げるのです。

毛細血管は臓器の機能を支えている

毛細血管は全身に張りめぐらされているので、当然、脳や肝臓、腎臓といった主要な臓器でも大切な役割をしています。

脳は全身の血液量の約一五％を必要としますが、修復する時間がなくなると、脳というインフラをメンテナンスすることができず、果たすべき機能が果たせなくなります。寝ている間に、記憶をつかさどる海馬に記憶を定着させるなど、脳はさまざまな働きをしていますが、機能する部分に血液を送る一方、その部分の細胞の修復を支えているのが、毛細血管の働きです。

肝臓も、解毒作用など肝機能を促進するために血液を送ると同時に、その機能を担当する細胞に栄養を送って、肝臓の働きを支えています。

腎臓には、糸球体という毛細血管のかたまりがあり、ここで血液は濾過され、尿の素が作られています。糸球体に血液が行くと同時に、腎機能を支えるほうにも毛細血管が行かないと、その周辺細胞は脱落してしまいます。

毛細血管は、各臓器の機能を果たすところと、それを支えるところで働いているのです。

3章

病気の元を断ち、若々しくなる！

根来式　最新メソッド

Ⅰ 四つのトピックのセルフチェック法
―体内時計、自律神経、ホルモン、毛細血管―

病気には必ず原因があり、そこに至るまでには、体の中でいろいろな変化が起きています。そして、その変化は「なんとなく不調」から始まっていることが多いのです。

1章、2章で見てきたように、体を正常に保つための主な機能は、体内時計、自律神経、ホルモン、毛細血管の四つでした。では、この四つのトピックのどこに変化が起きているのか、見つけることはできないのでしょうか。もちろん、専門家でない限り、正確に原因究明をすることはできません。ですが、自分でチェックをしてみるだけでも、生活を変えるきっかけとなり、病気の手前の不調な段階で、病気を抑えることができます。体内時計に問題がありそうなら、生活時間を調整してみる、自律神経のバランスが取れていないようなら、呼吸法やストレッチでリラックスする、などというように。

そこでまず、四つのトピックについて、セルフチェックをしてみましょう。

①体内時計のセルフチェック

- □ 朝、起きる時間は決まっていない
- □ 朝の目覚めが悪く、素早く行動できない
- □ 朝食は抜くことが多い
- □ 昼食、夕食の時間はずれることが多い
- □ 日中、活動していない時間が長い
- □ 疲労感が取れず、ボーッとしていることが多い
- □ とくに運動はしていない
- □ 夜遅くに食事をすることが多い
- □ 夜遅くまでパソコン作業や、テレビ、スマホを見たりしている
- □ 日によって、寝る時間が違う

▼

半分以上チェックが入った人は、体内時計がずれている可能性がある。

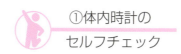

②睡眠の セルフチェック

体内時計のずれは睡眠の質を左右するので、ここ1～2週間の、睡眠の内容に関してもチェックしてみましょう。

- □ 床に就いてから眠るまでに30分以上かかる
- □ 睡眠は6時間未満
- □ 睡眠時間は日によってまちまちである
- □ 睡眠の途中で目が覚めることがよくある
- □ 夜間目が覚めると、そのあと眠れなくなる
- □ 日中、眠気におそわれ、1時間以上寝てしまう
- □ 眠れないときは、睡眠薬を飲んでいる
- □ 睡眠が浅く、寝た気がしない
- □ 眠れないことが気になり、神経質になっている
- □ 寝る時間も起きる時間も遅くなっている

3つ以上チェックが入った人は、十分な睡眠が取れていない可能性がある。体内時計を調整することで、睡眠が改善されることも多い。

③自律神経のセルフチェック

- □ ちょっとしたことでイライラする
- □ 仕事や家事をやる気がしない
- □ 睡眠が十分に取れておらず、日中、頭が働かない
- □ 朝が弱くて、起きられない
- □ 昼間でもすぐ仮眠してしまう
- □ 仕事でリーダーシップが取れていると思う
- □ 何でも素早く片付けないと気が済まない
- □ 夜、いろいろなことをやってしまい、寝つきが悪い
- □ 食欲は旺盛で間食をよくとる
- □ 風邪を引きやすい

▼

初めの5つにチェックを多くつけた人は、交感神経が低く、副交感神経が高い。あとの5つにチェックの多い人は、交感神経が高く、副交感神経が低い。2つの神経のバランスを取り、トータルパワーを上げることが大切。

④ホルモンのセルフチェック

□ 朝、起きるのがつらい
□ 夜、寝る時間がとても遅い
□ 睡眠時間が短い
□ コレステロール値が高い
□ 血糖値が高い
□ ストレスが多い
□ 集中力がない
□ うつの傾向がある
□ 運動はあまりしない
□ 肌荒れ、くすみ、たるみがひどい

ホルモンは体内時計に支配されているものが多く、睡眠との関係が深い。チェック項目が多い人は、睡眠を見直すところから始めてほしい。

⑤毛細血管のセルフチェック

- □ 抜け毛、白髪が急に増えた
- □ 顔色が悪く、しみ、しわ、吹き出物が気になる
- □ ドライアイ、目の充血、目ヤニが多い
- □ 鼻血、鼻水が出やすい
- □ 忘れっぽくなった、すぐにイライラする、気が滅入る
- □ 動悸、めまいがする
- □ 胃もたれ、胃痛があり、お腹が張る
- □ 疲れやすく、風邪を引きやすい
- □ 頻尿、月経痛、更年期障害がひどい
- □ 手足が冷える、足のしびれやむくみがある

▼

毛細血管の働きは、自律神経やホルモンの働きと連動しているので、重なるところが多い。チェック項目の多い人は、生活習慣を見直し、毛細血管を劣化させないようにしたい。

爪床圧迫テスト

爪の下には、毛細血管が透けて見えるため、赤みがかった「爪床」がある。ここを強く圧迫することで、末梢まで血液が流れているかどうかを観察することができる。

◎ 人差し指の爪の部分を、もう片方の指でつまみ、5秒間強く圧迫する。

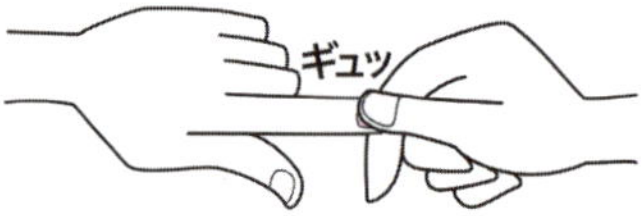

◎ つまんでいた指をパッと放して、爪の色を見る。

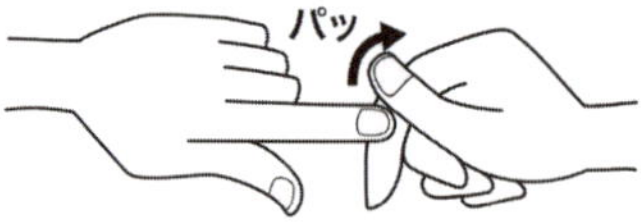

末梢の血液循環が正常であれば、2秒以内で爪床に赤みが戻って来る。2秒以上かかるようなら、末梢の循環が悪い。

Ⅱ体の機能を調整して病を防ぐ

まず、体内時計を調整する

体内時計のチェックをしてみた結果、朝起きる時間がまちまちだったり、仕事が忙しくて、すっかり夜型の生活になっているなど、気づいた点もあったことでしょう。そのために、疲れが取れなかったり、昼間の作業効率が悪かったり……と、不調につながることが多いのです。

夜は、そう遅くない一定の時間に寝て、朝もだいたい決まった時間に起きること、それによって、質のよい睡眠を取ることが、健康をキープするための基本です。

なぜなら、体内時計にもとづいて一日の時間帯によって、その時間に必要なホルモンが分泌されるからです。睡眠中には、昼間の活動で傷ついた細胞を修復するのに必要なホルモンが分泌されます。**逆にいえば、規則正しい生活をしていれば、不調を遠ざけることができる、ということです**。

つまりは、生活時間がずれていると自覚した時点で、もとに戻すように「行動」を起こすことが健康への第一歩なのです。まずは、体内時計の調整から実行してみましょう。

同じ時間に起きて、太陽の光でリセットする

私たちの体は体内時計の働きによって、朝、起きる時間で、夜、眠くなる時間が決ま

るようにセットされています。朝早く起きると、夜も早めに眠ることができるのです。これは当たり前のことですが、意外に認識されておらず、起きる時間が遅いのに、眠れないと悩む人がいます。そういう人はまず、起床時間を見直すべきでしょう。

起きる時間は、できるだけ毎日、同じ時間にすることがポイントです。そして、起きたらまず、空を見上げて朝の太陽の光を浴びます。

雨や曇りの日でも、カーテンを開けて、光を浴びるようにしましょう。太陽が隠れていても、数千ルクスはあるので、室内の照明に比べ照度はかなり高いのです。曇りの日は晴れた日より、少し長めに空を見るようにするとよいでしょう。

光を浴びると、体内時計はリセットされます。私たち人間の一日のサーカディアンリズムは、二四時間一一分。二四時間より一一分長いので、どこかで調整しないと地球のリズムからずれてきます。そこで必要なのが、朝、光を浴びることなのです。

朝の光は、親時計である視交叉上核にリセットの合図を送り、新しい一日のリズムが

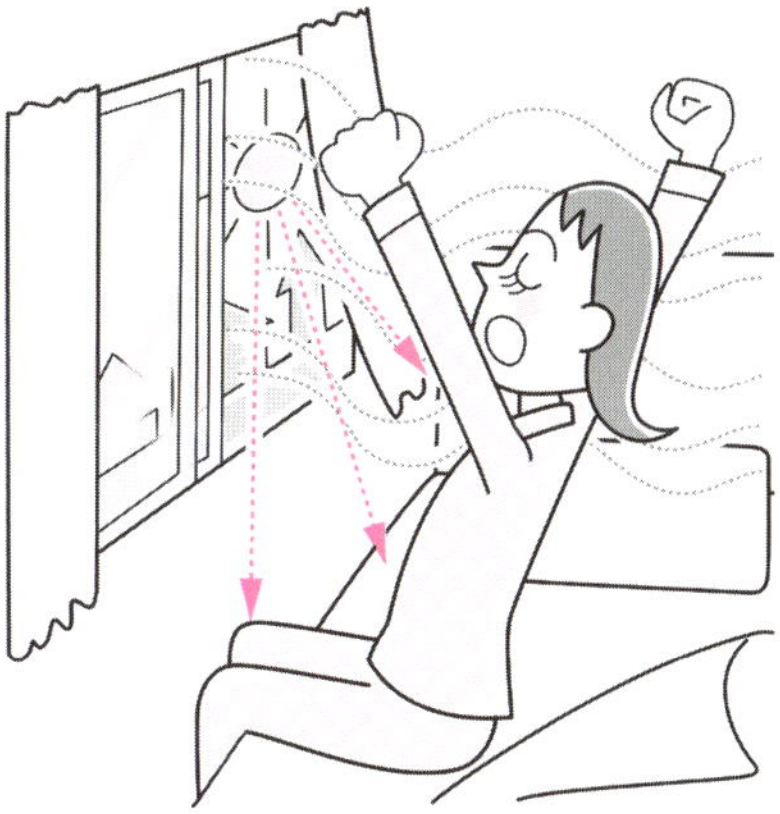

刻まれます。

朝食は光を浴びてから一時間以内に摂る

親時計をリセットしたら、朝食を摂ります。光を浴びてから一時間以内に食べることで、消化が促され、子時計（腹時計）がリセットされます。胃腸が動き出すと、消化酵素が分泌され、消化活動が積極的に行われます。

朝食は、五大栄養素である、糖質、タンパク質、脂質、ビタミン、ミネラルをまんべんなく摂るのが理想ですが、朝は時間的な制約があるでしょうから、「何かしら食べる」程度でもかまいません。ヨーグルトだけ、果物だけでも、食べないよりは断然いいのです。朝食のいちばんの目的は、胃腸を動かし、消化酵素を出して体内時計をリセットすることです。

朝は消化と排泄、夜は回復の時間

朝は、胃腸を動かして消化酵素を出すと同時に、夜にたまっていた老廃物を排出する時間帯です。全身の老廃物を、全身をめぐっている毛細血管と、やはり全身をめぐっているリンパがともに回収して、体外に排出する、いわゆるデトックスが行われます。老廃物は、腎臓からは尿として、肝臓では分解されて便のほうに行く、というように。

この一連の作業は、夜から朝にかけて行われます。日中もリンパは全身に流れていますが、老廃物や疲労物質は蓄積していきます。したがって、夕方から就寝前の時間帯は、疲労を感じやすいのです。

そこで、就寝前には、睡眠中に体を修復できる方向にもっていき、老廃物を含むリンパを回収するようにしなければなりません。

寝る前に入浴の時間を取ることは、とても理にかなっています。入浴とその前後の時間帯を利用して、全身の血液をスムーズにすることで、睡眠の質を高め、睡眠中の身体再生工場としての働きを促すことができるからです。

入浴は寝床に入る一時間前までに済ませる

湯船から出たあとストレッチをして、できるだけ血流をよくしたうえで寝床に入れば、体の深部から体表へ血液が流れます。**それとともに、深部温度が少し下がってきて、スムーズに入眠できます**。

入浴後すぐに寝ると、体が温まりすぎているため熱を放射しようとするので、交感神経も上がってしまい、寝つけなくなります。また、二～三時間たってから寝るのでは、深部体温がいったん下がってからまた上がってしまうので、これもよくありません。

お風呂から出て入眠までは、一時間くらいがよく、一二時に寝る人は、一〇時半～

一時に入浴を済ませ、その間にストレッチや腹式呼吸をするといいのです。さらに、室内の照度を落とすために間接照明にしておくことも大切です。

寝つきが悪い人は、夕食後、徐々に照明を落とすようにすれば、副交感神経が高まりやすくなり、リラックスモードになります。その後もスマホなどの明るい光をできるだけ避けることによって、スムーズに入眠でき、さらに睡眠の質もよくなります。

昼寝は午後三時までに三〇分以内

疲労が蓄積されている人は、昼寝をして体力を回復させるのもいい方法です。昼食後に眠気を覚えたら、そのときに軽く仮眠を取るとよいでしょう。

気をつけたいのは、体内時計をずらさないように昼寝すること。午後三時すぎの昼寝は、体内時計に影響が出てしまい、夜に目が冴えてしまいます。また、三〇分以上寝てしまうと、深い睡眠に行きやすく、脳が夜の睡眠と間違えてしまうので、目覚めたときにボーっとしてしまい、これも体内時計をずらす原因になります。
昼寝に関係なく、夜の睡眠時間は基本的に七時間前後が理想で、昼寝の時間はカウントしないようにします。

何かしらの理由で、その日の睡眠時間が極端に短くなった人は、もし、朝ゆっくりできる時間があれば、一二時までに九〇分程度の睡眠を取れば、体内時計に与える影響は、そう大きくありません。睡眠の質は期待できませんが、睡眠不足は解消できて、睡眠不足が原因となって炎症物質などが体内で増えることは最小限に抑えられます。

朝の運動はスロースタートで

朝の清々しい空気の中で運動するのは、気持ちがよさそうです。しかし、いきなり激しい運動をするのは止めておきましょう。朝起きてすぐは、まだ自律神経も安定しておらず、血流はまだ修復するほうに回っていますから、体を動かすほうに使う血流は十分ではありません。

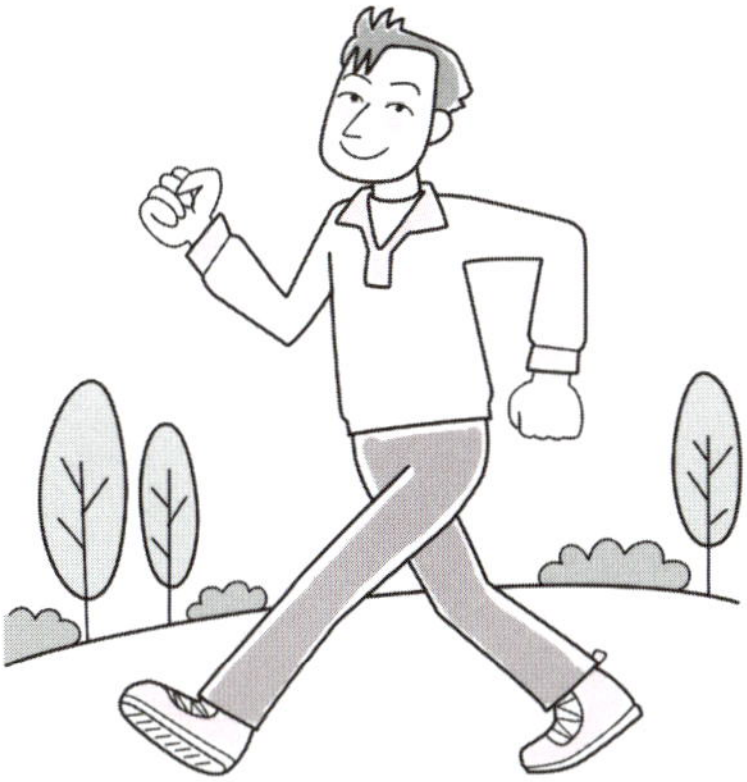

ここで無理な動きをすると、筋肉を傷めたりします。若い年齢層であれば、問題はありませんが、四〇代以降の人に急なジョギングはおすすめできません。軽い体操やストレッチ、ウォーキング程度から徐々にウォーミングアップしていきましょう。

朝風呂も要注意です。血圧が高めの人などは、寒い時期に熱めの湯に入ると、寒暖差の激しさに体がついていきません。

入眠障害のある人は、セロトニンが減っている午前中やお昼前に運動をすると、セロトニン分泌が上がります。夜にはセロトニンを原料とする睡眠ホルモンであるメラトニンも増加します。

根来式呼吸法で自律神経を調整する

自律神経は自分の意思とは関係なく働くもの。無意識のうちに内臓を動かし、血液を流して老廃物を排出するなど、しっかりと働いています。

自律神経には交感神経と副交感神経の二種類があり、昼間は活発に動けるように、夜になるとリラックスできるように、バランスを取っています。

しかし、やっかいなのは、ストレスのかかった状態が長引いたり、夜まで興奮が続いたりすると、交感神経が優位になりすぎた状態が続き、寝つきが悪くなったり、不眠になること。

そんなときに最も有効なのが腹式呼吸です。呼吸は、自分でコントロールできる方法ですから、いつでもどこでも行うことができます。

ストレスを感じたり、興奮したときには、「お腹をふくらませながら一回息を吸って、ゆっくり吐く」、この深呼吸をするだけで、気分が落ち着きます。これが深呼吸の効果です。腹式呼吸によって横隔膜を動かすことで、副交感神経が優位になり、交感神経の高まりが抑えられ、自律神経のバランスが整えられます。

では、どのような呼吸法を用いればいいのか、ご紹介しましょう。ハーバード大学で研究している呼吸法をベースに、私が開発したデバイスを使って自律神経と呼吸の関係を検

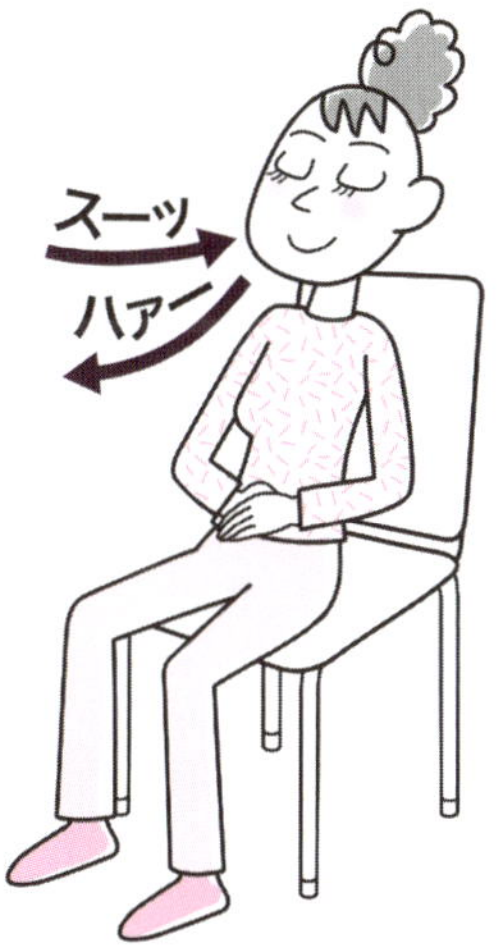

証し、独自に効果的な呼吸法を考案しました。

基本の呼吸法（四・八呼吸法）

まず息を吐ききって、お腹をふくらませながらゆっくり息を吸い、ゆっくり吐きます。これを二～三回繰り返してください。これを腹式呼吸といい、肺の底部を支えている横隔膜を大きく上下に動かすことで、副交感神経が高まり、リラックスできます。

慣れてきたら、四秒かけて息を吸い、八秒かけて息を吐く呼吸法を、数回行います。

四・四・八呼吸法

眠れないときや緊張したときに有効な呼吸法です。

基本の腹式呼吸で、四秒かけて息を吸い、四秒間息を止めます。そのあと、八秒かけて息をゆっくりと吐きます。これを四回×二セットくらい繰り返してください。副交感神経が優位になり、心も体もリラックスできて、気持ちが落ち着きます。

眠れない人は床に入る一時間前くらいから、この呼吸法を行っていると、入眠しやすくなります。睡眠の質もよくなり、ストレスにも強くなります。

一〇・二〇呼吸法

自律神経のトータルパワーを上げ、病気やストレスに強くなる呼吸法です。

まず、姿勢を正し、下腹部をゆっくり絞るようにして息を吐ききります。下腹部と肛門の力を抜いて、下腹部をゆっくり膨らませて一〇数えながら自然に息を吸っていきます。今度は、首から胸にかけてゆっくり力を抜きながら、自然に息を吐きます。そのまま下腹部をゆっくり絞りながら、二〇数えて息を吐いていきます。同時に、肛門もゆっくりと閉じていきます。これを二〇～四〇回（一〇～二〇分）繰り返します。

この呼吸をしているときは、できるだけ余計なことを考えず、呼吸に集中すること。集中することでセロトニン神経（セロトニンの神経系）が鍛えられ、自律神経のバランスが整います。

呼吸法をうまく利用すれば、過度なストレスを回避することができ、体調をよくすることができます。昼間でも交感神経が上がりすぎているときは呼吸法で下げる、寝つきの悪い人は寝る前の習慣として呼吸法を取り入れるなど、自分の状況によって適宜、試してみましょう。

呼吸法は、副交感神経を上げるのに役立ちますが、家にこもって休んでばかりいたり、昼間の活動が少ない人は、交感神経も副交感神経も、両方とも下がっている可能性があります。

交感神経は、日中はある程度上げて、夜に向けて下げていく。このメリハリとバランスが大事です。バランスが取れてこそ、自律神経のトータルパワーが向上します。

マインドフルネスで心と体を休ませる

私たちはこの社会で暮らしている限り、ストレスとは無縁ではいられません。ストレスとはもともと、外敵が襲ってきたときに身を守るための身体現象なのです。

したがって、適度なストレスはやる気を起こさせたり、行動を促すために必要なものです。しかし、ストレス過多になると、心身にマイナスな影響を与えてしまいます。

そこで今、ストレス対処法として注目されているのがマインドフルネスです。**マインドフルネスとは、「今、ここにあること」に意識を集中させることで、脳を休める方法です。瞑想法なども含みます。**

ハーバード大学でも研究が進められており、マインドフルネスをしたあとは、記憶をつかさどる脳の海馬が活性化したり、興奮する部分を抑えたりすることがわかっています。

中でも効果的なのは、脳の「デフォルト・モード・ネットワーク（DMN）」の活動を抑えられること。DMNは、いつでもすぐに動けるようにスタンバイしている車のアイドリングのような状態のため、エネルギーを消費しています。この活動をマインドフルネスによって減らすことで脳を休めることができ、ストレスの軽減につながるのです。

また、ストレスがかかると交感神経が高まりますが、マインドフルネス後は、副交感神経が優位になることがわかりました。これは、私が開発した自律神経を測るセンサーで測定し、比較した結果です。

副交感神経が高まると、脳が休まるだけでなく、毛細血管がゆるめられて血流がよくなるので、質のよい睡眠が得られます。

マインドフルネス瞑想は呼吸に意識を向けることから

先ほど紹介した呼吸法では、息を大きく吸ったり、吐ききったり、数を数えることに意識を向けるものでした。マインドフルネス瞑想では、ただ「自分は今、息をしている」ことに意識を集中させるだけですが、かなり効果があります。

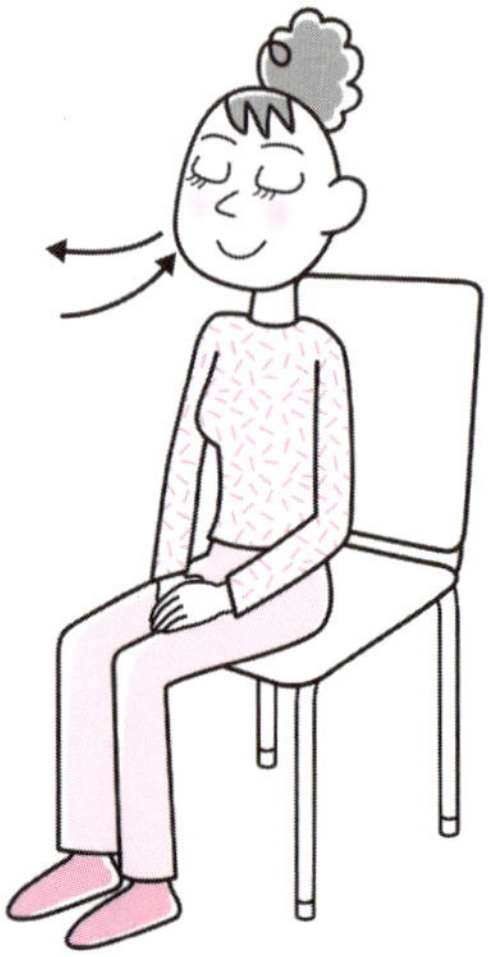

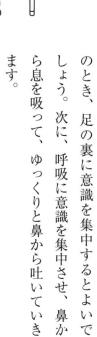

やり方は、まず椅子に座って姿勢を正し、目を閉じて頭の中から雑念を払います。このとき、足の裏に意識を集中するとよいでしょう。次に、呼吸に意識を集中させ、鼻から息を吸って、ゆっくりと鼻から吐いていきます。

いくら雑念を払おうとしても、昨日のできごとや気にかかっていることなどが次々に浮かんでくるでしょう。そんなときは、いったん雑念をひとくくりにして捨て去ります。そして再度、今に集中します。

雑念にとらわれないように、呼吸をカウントするのもいいでしょう。一から一〇まで数えたら、また一に戻って一〇まで数えることを繰り返します。

こうして、「今、ここ」に意識を集中させることに慣れていくと、感情に振り回されることなく、物事を客観的に見ることができるようになります。

歩きながら行うマインドフルネス瞑想もあります。手足にセンサーがついているイメージで、一、二、一、二、とカウントして、「今、歩いていること」に意識を向けます。周囲に注意が向かなくなったりするので、交通量の少ない、歩き慣れた道や公園などを歩くとよいでしょう。

夜は呼吸法+ストレッチでリラックス

夜は入眠に向けて、副交感神経を優位にしていく必要があります。呼吸法だけでも効果はありますが、それにストレッチをプラスすると、よりリラックスできます。

呼吸法は、すでに紹介した根来式呼吸法を寝る前の習慣として組み入れるとよいでしょう。そして、ストレッチは入浴中と入浴後に行います。交感神経から副交感神経へと、うまくシフトしていくには、入浴を利用するのがいいからです。

入浴は、熱すぎないくらいの湯、三八~四一度の湯船にゆっくり一〇分くらいつかり、全身を温めて血流をよくします。あまり熱いと、交感神経が上がってしまいます。

そして、湯船につかった状態で、手首と首のストレッチをします。手首のストレッチはまず、左腕を伸ばし、右手で親指以外の指を押さえて、一〇回程度左手首を反らします。反対側も同様に行います。

首のストレッチは、湯船につかった状態で、息を吐きながら、首をゆっくり前に倒しそのあとゆっくり後ろに倒します。次に、首を前から左回りに大きく回し、右回りも同様に回します。これを三回ずつ行います。

入浴後にストレッチをやるのも、副交感神経を優位にし、毛細血管をゆるめるのに効果があります。毛細血管がゆるくなると血流がよくなり、睡眠中に疲労回復などの機能がよく働き、体調が整います。

ここで紹介する下半身のストレッチは、呼吸を意識しながらゆっくりと行います。

まず、床に座り、両足を無理のない範囲で開きます。次に、前屈して腰や背中を伸

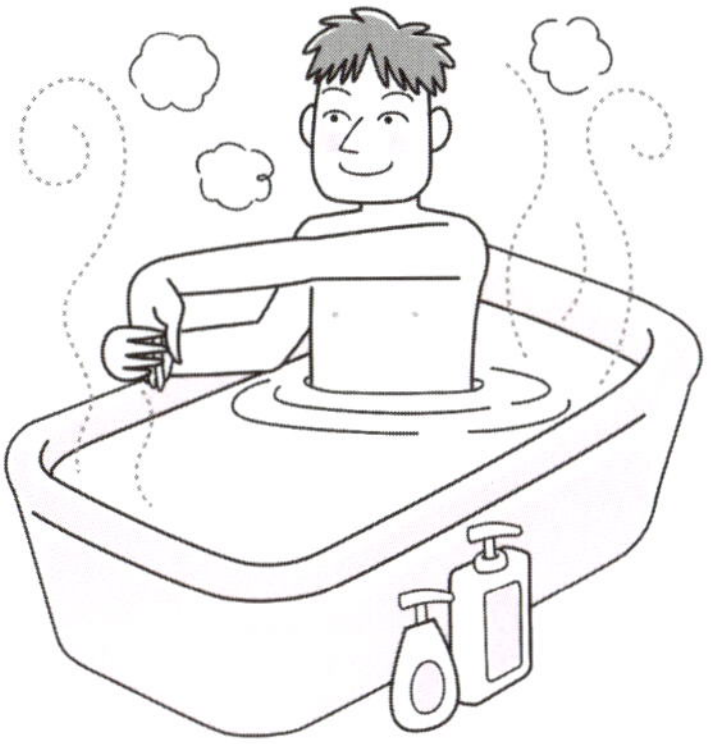

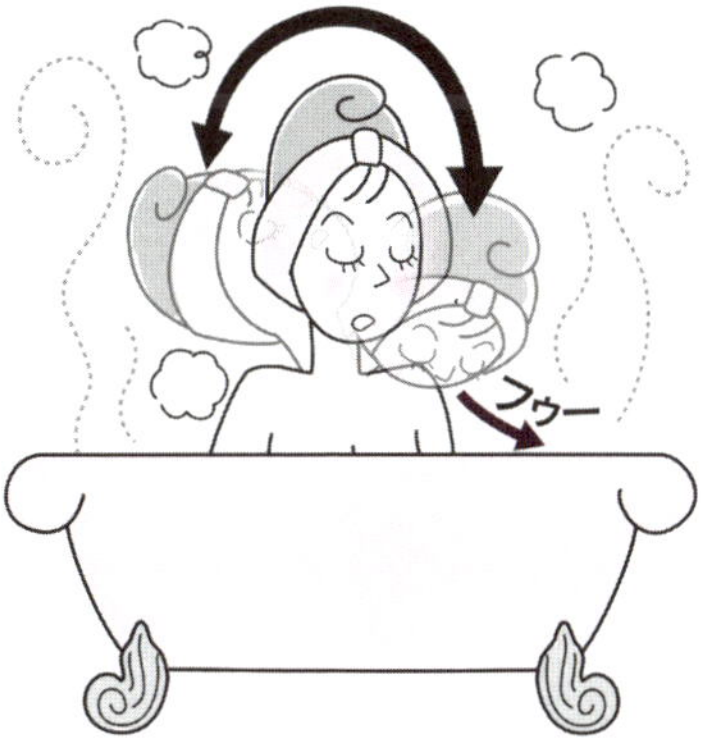

ばします。背筋を伸ばしたまま、右手を右足先のほうへ伸ばし、お腹を右太ももにつけるつもりで体を倒します。左側のほうも同様に行い、これを五～一〇回繰り返します。

このあと、息を吐きながら、左足をゆっくり曲げて、左太ももの前面の筋肉を伸ばします。気持ちよく伸びたところで息を止めて一〇秒キープ。反対側も同様に行い、これを五～一〇回程度繰り返します。

①

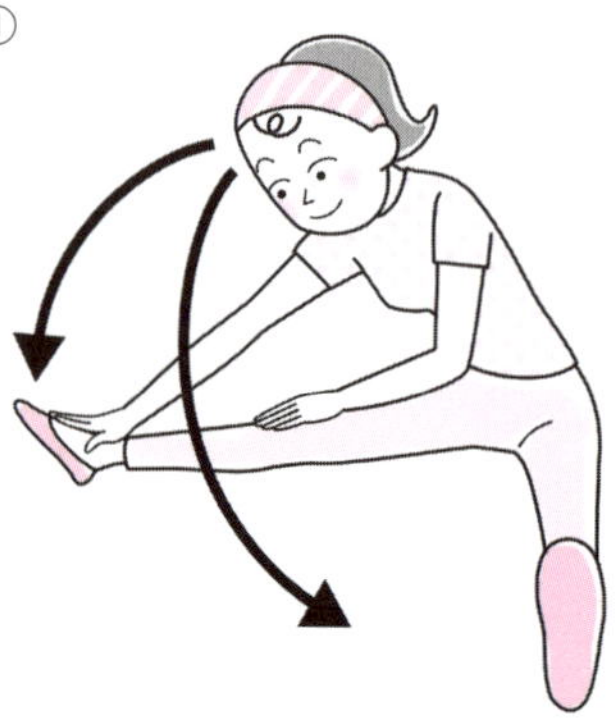

②

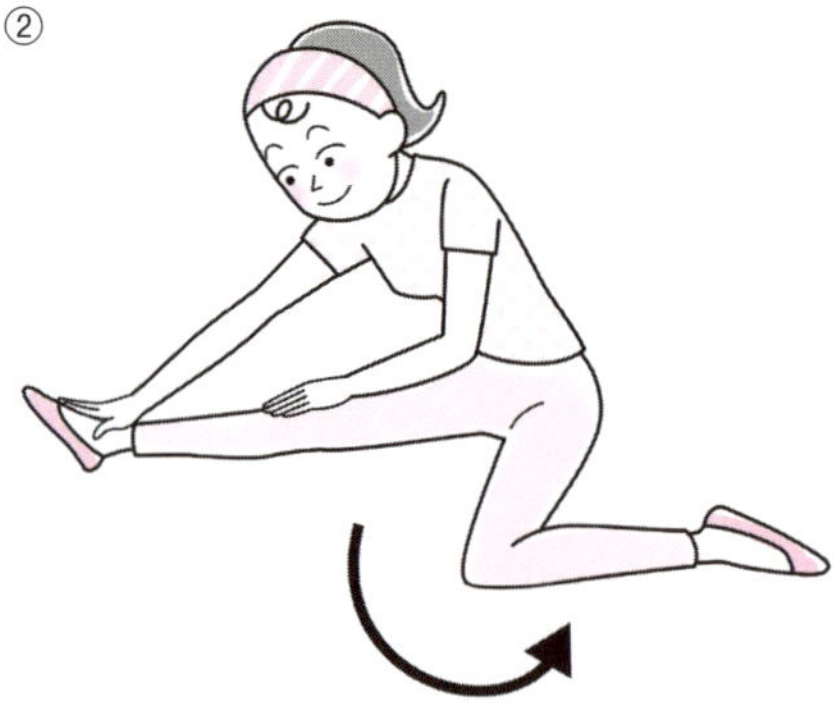

上質な睡眠のためのメソッド

朝

質のよい睡眠が得られるかどうかは、朝起きた瞬間に決まります。朝の光を浴びることは必須ですが、ほかにもできる範囲で、体を目覚めさせるようにしましょう。やや熱めのシャワーは朝のデトックスを促し、自律神経を整えます。シャワーのあとにリンパマッサージをすると、さらに効果的。洗顔のついでに、ていねいなマッサージをすると、セロトニンなどの脳内ホルモンの分泌が盛んになります。

太陽の光を浴びる

窓を開けて、しばらく空を見上げます。雨や曇りの日も同様に。

ウォーキング

いきなり激しい運動をするのはＮＧ。毎日の習慣にするなら軽いウォーキングがおすすめです。

やや熱めのシャワー

体の上から下へ、中心から外へ、リンパの流れに沿ってシャワーをかけていきます。全部で、五分程度でＯＫ。

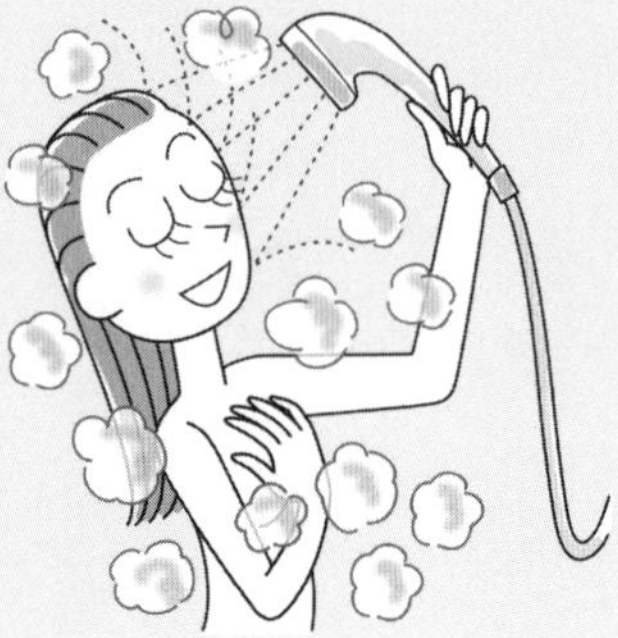

顔のリンパマッサージ

リンパ節のある耳の下とあごの下をもみほぐし、顔全体をマッサージしながら洗顔します。

リズム運動

リズミカルな動きや呼吸は、セロトニン神経を活性化させます。ウォーキングや体操をする際も、リズムを取りながらやるとよいでしょう。

昼

昼食前後に体を動かすと、体内リズムが整い、午後の時間を快適に過ごすことができます。ちょっときつめの運動は、交感神経が活性化し、その分、夕方から夜にかけては副交感神経が優位になりやすく、寝つきがよくなります。成長ホルモンの分泌も促されるので、睡眠の質も向上します。運動は、できれば筋トレとウォーキングを組み合わせると、いっそう効果的です。

ちょっときつめの運動

昼休みに余裕があれば、室内で運動できればスクワットなどの筋トレをした後に少し早歩きで二〇分くらいウォーキングを。筋トレ→有酸素運動の順番

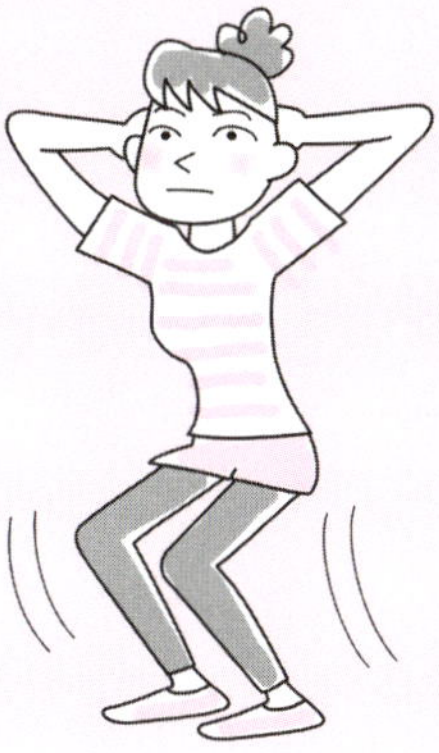

が理想的です。

タ

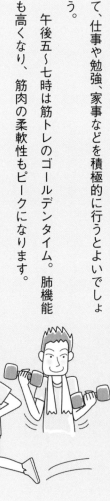

午後三時から五時にかけては、交感神経の活動が一日のうちで最も活発になる時間帯です。運動や作業のエネルギー効率がよくなり、スポーツの世界では、この時間帯に世界記録が出やすいという統計結果があります。一般の人も、この時間帯を利用して、仕事や勉強、家事などを積極的に行うとよいでしょう。

午後五〜七時は筋トレのゴールデンタイム。肺機能も高くなり、筋肉の柔軟性もピークになります。

筋トレ＋軽いジョギング

無酸素運動の筋トレと、有酸素運動のウォーキング

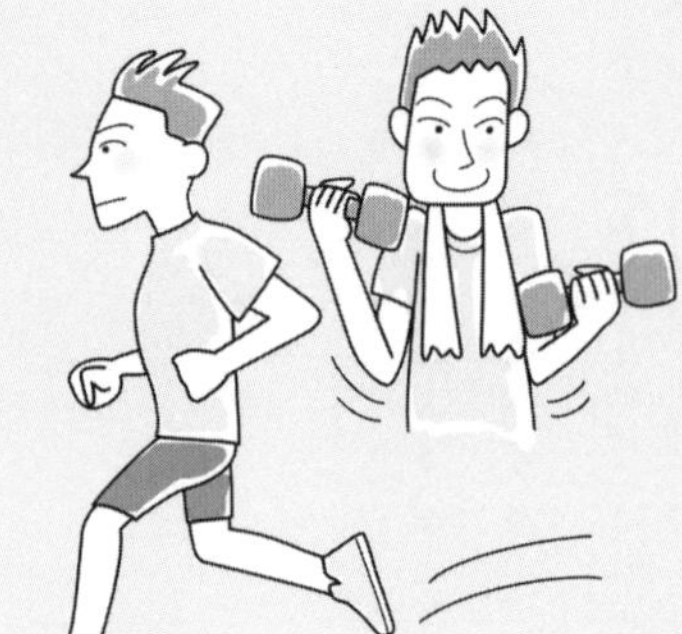

や軽いジョギングや自転車こぎなどを組み合わせると、脂肪を燃焼させ、ダイエット効果があります。筋トレと有酸素運動を交互に行うサーキットトレーニングもおすすめです。

お笑い

お笑いには交感神経が高いときには交感神経を下げ、副交感神経が低いときには副交感神経を上げる力があります。好きなお笑いを見ることで自律神経のバランスを整えます。

夜

午後六時以降になると、夜に向けて副交感神経が優位になり、休息モードに入っていきます。しかし、日中の興奮が冷めなかったり、遅くまで仕事をしているような人は、なかなか交感神経が下がりません。そういう場合は、入浴や呼吸法、ストレッチなどを行うことで副交感神経を上げ、快眠にもっていく必要があります。

照明を落とす

夕食後は徐々に照明を落とし、睡眠ホルモンのメラトニンの分泌を促します。寝るときは寝室を真っ暗にするようにします。

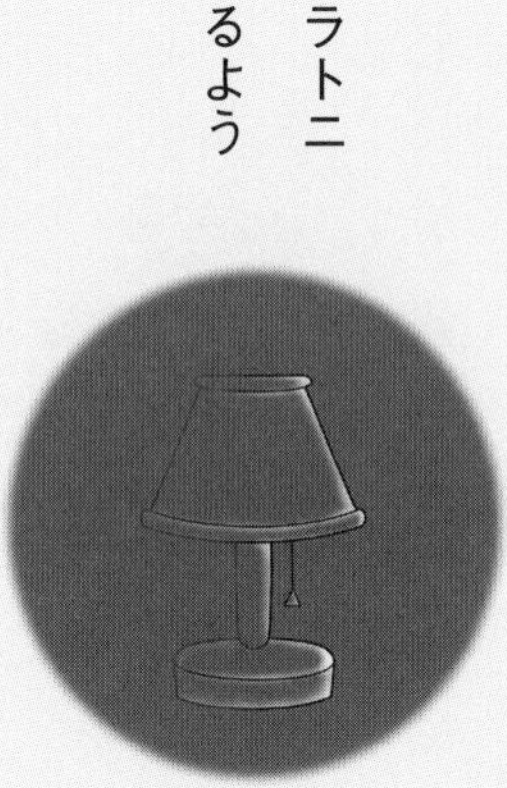

入浴

三八～四一度の湯にゆっくりつかり、全身をリラックス。睡眠中の成長ホルモンの分泌を促します。おへその上くらいまで二〇～三〇分つかる半身浴もおすすめ。

呼吸法

呼吸に意識を集中させて腹式呼吸をすることで、副交感神経が優位になり、気持ちが落ち着く（98～102ページ参照）。寝る前の習慣にするとよいでしょう。

ストレッチ

入浴中、または入浴後に簡単なストレッチをすると、血行がよくなり、快眠につながります（106～108ページ参照）。呼吸法と組み合わせるといっそう効果的です。

ブルーライトカット

寝る前はスマートフォンやパソコンを見ないようにします。画面から出るブルーライトは、メラトニンの分泌を抑制し、電磁波によってもメラトニンが破壊されます。

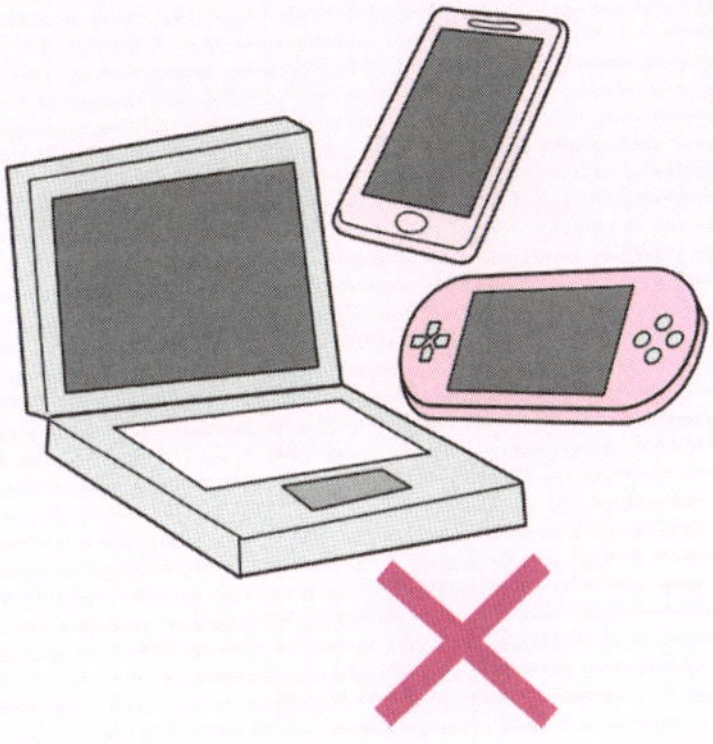

Ⅲ筋力をつけて不調を治す！

加齢とともに筋力量が減少し、基礎代謝（じっとしている間のエネルギー消費量）は下がり、太りやすい体になります。基礎代謝を上げるためには、筋肉をつけること。筋肉は、無酸素運動と呼ばれる筋肉トレーニング（筋トレ）をすることでその量が増え、無酸素運動のあとは、成長ホルモンの分泌がよくなります。

一方、ウォーキングや軽いジョギングなど酸素を多く取り入れる有酸素運動は、体脂肪の燃焼をよくします。

そこでおすすめしたいのが、無酸素運動に有酸素運動をプラスして行うこと。これで、基礎代謝アップ、体脂肪燃焼、成長ホルモンの分泌という三つの目的が同時に達成でき、短時間で効率のよい健康効果が得られます。

筋トレの中でも、とくにスクワットは、全身の筋肉の七〇％を占める筋肉を鍛えることができ、同時に脚のリンパの循環を促し、毛細血管の血流を流れやすくして、老廃物の回収を促します。

筋トレをしたあとはストレッチを行い、筋肉を十分に伸ばしましょう。体の柔軟性を高め、血液の循環をよくし、より一層疲労回復に役立ちます。

筋トレで基礎代謝を上げ、筋肉をつける

筋トレをするときは、お腹をキュッと引き締め、背筋をまっすぐに伸ばした姿勢を心がけて行います。回数は無理のないところで止めてもけっこうです。

太もも（スクワット）

太ももの前側にある大腿四頭筋と、後ろ側にあるハムストリング、お尻の殿筋を鍛えます。軽やかに歩けるようになるので、膝関節への負担が軽くなります。

① 両脚を肩幅に広げて立つ。腕は下におろしたままでも、前や横にまっすぐ伸ばしてもよい。

② 息を吸いながらゆっくりと腰を落としていき、膝の角度が90度になるまで曲げる。

③ 息を吐きながらゆっくりと立ち上がる。②～③を10回繰り返す。

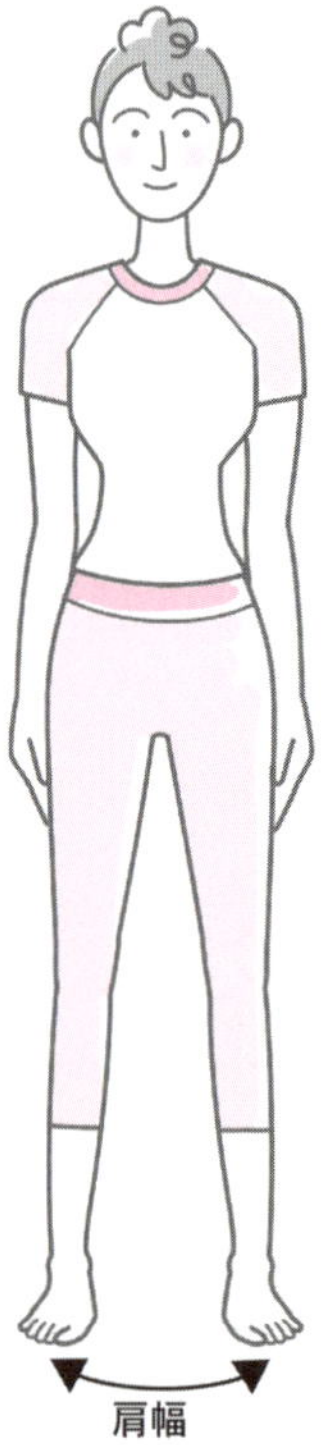

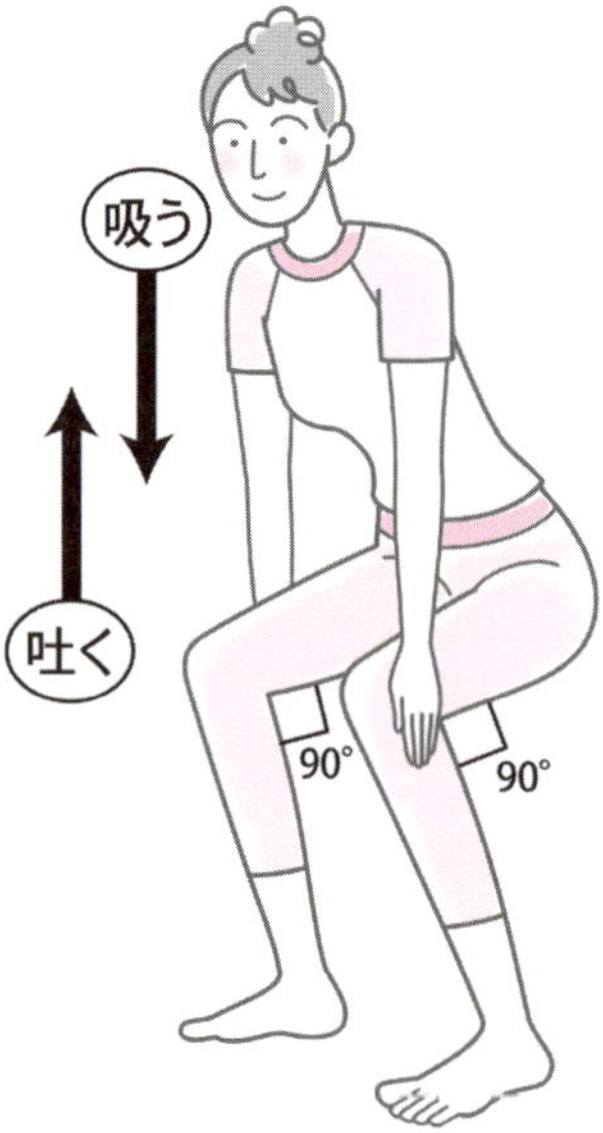

お腹まわり

お腹の脇を支える腹斜筋を引き締めることで、ぽっこりお腹を解消します。

① 両脚を肩幅に開き、両腕を胸の前に出し、軽く組む。
② 顔を正面に向けたまま、息を吸いながらゆっくり腕を右へ回し、お腹を右にねじる。このとき、腰は回さないようにする。ねじりきったら息を吐く。
③ 同じくゆっくり息を吸いながら、腕を左に回し、お腹を左にねじる。②～③を10回繰り返す。

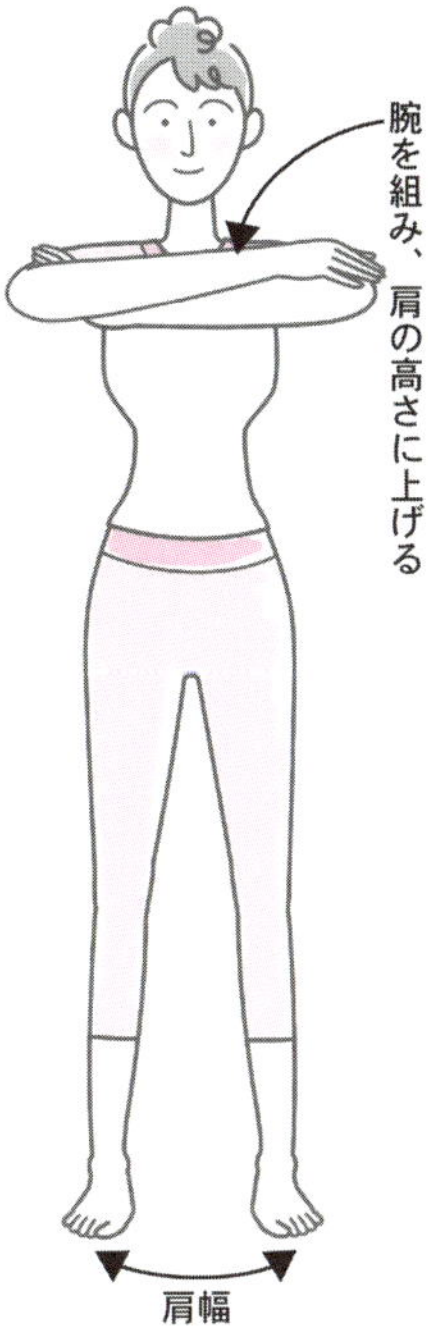
腕を組み、肩の高さに上げる
肩幅

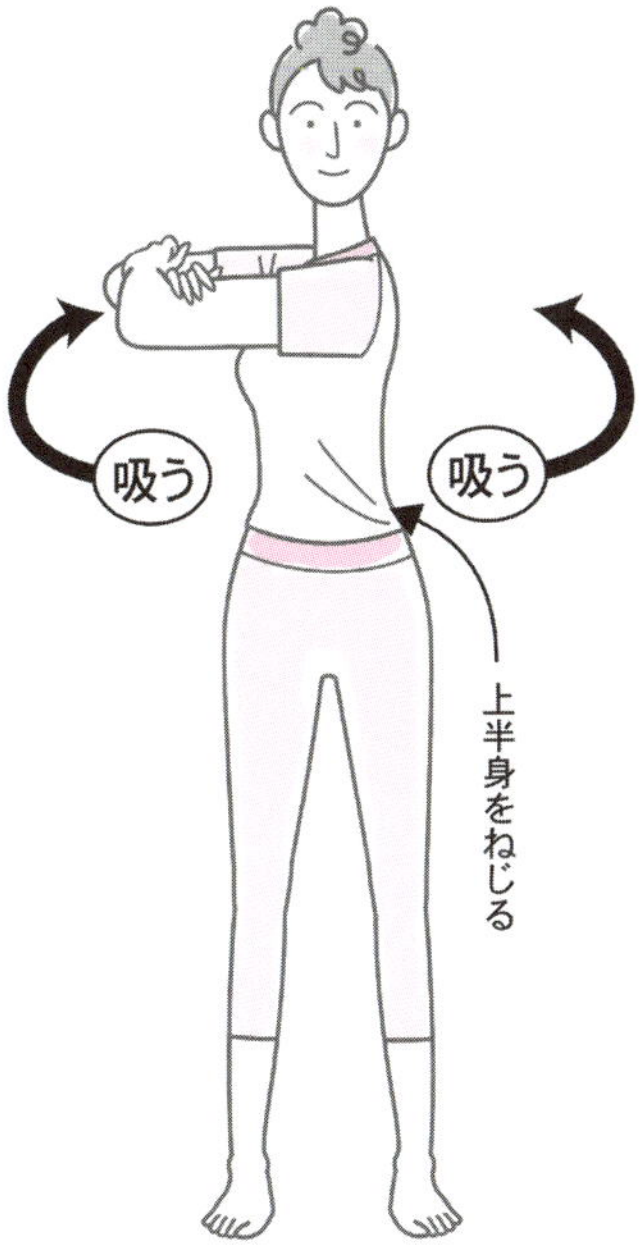
吸う
吸う
上半身をねじる

上半身

胸の大胸筋と腹筋を鍛え、姿勢を正しくします。腕立て伏せができない人は、壁を使った、「立ち腕立て伏せ」でもかまいません。

腕立て伏せ

① うつ伏せの姿勢から両手の平を床につけて、上半身を起こす。

② 背中のラインがまっすぐになるように、お腹を床から浮かせ、息を吸いながら腕を伸ばす。

③ そのままの姿勢をキープして、息を吐きながら腕を曲げ、お腹を床に近づける。これを10回繰り返す。

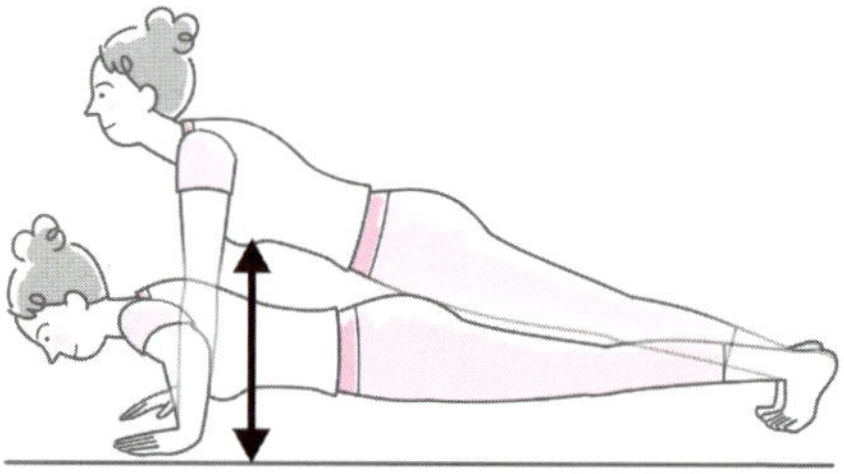

立ち腕立て伏せ

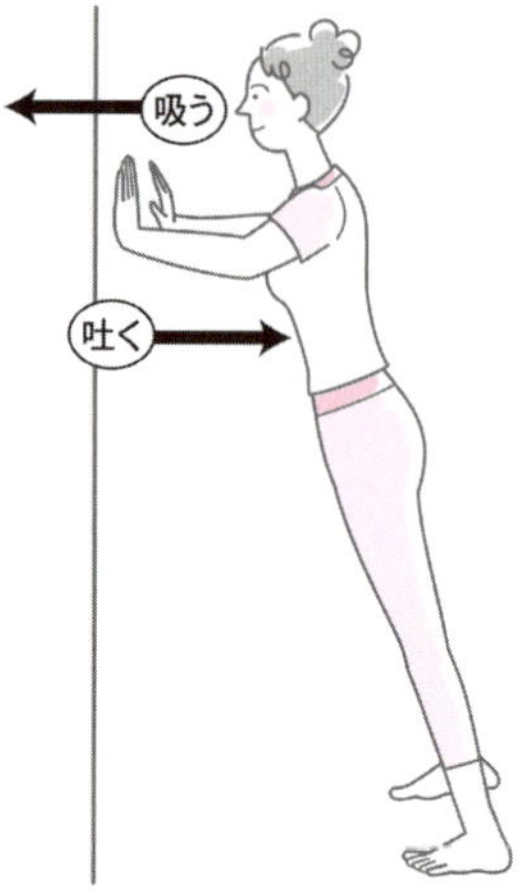

① 壁から1歩分離れた位置に立ち、腕を胸の高さで伸ばし、壁につける。

② 息を吸いながらゆっくり肘を曲げ、壁のほうに体を倒す。体はまっすぐの姿勢をキープして。

③ 息を吐きながらゆっくり肘を伸ばし、①に戻る。②～③を10回繰り返す。

肩まわり

肩まわりにある筋肉を鍛え、肩甲骨の動きをよくします。肩こりがほぐれ、腕の可動域が広がります。

① 肩幅に立ち、両手を斜め上にまっすぐ伸ばして立つ。
② 息を吐きながらゆっくり、肘で円を描くようにして腕をおろす。このとき、肩甲骨を寄せるイメージで行う。
③ 息を吸いながらゆっくり、肘で円を描くようにして上に上げ、①に戻る。②～③を10回繰り返す。

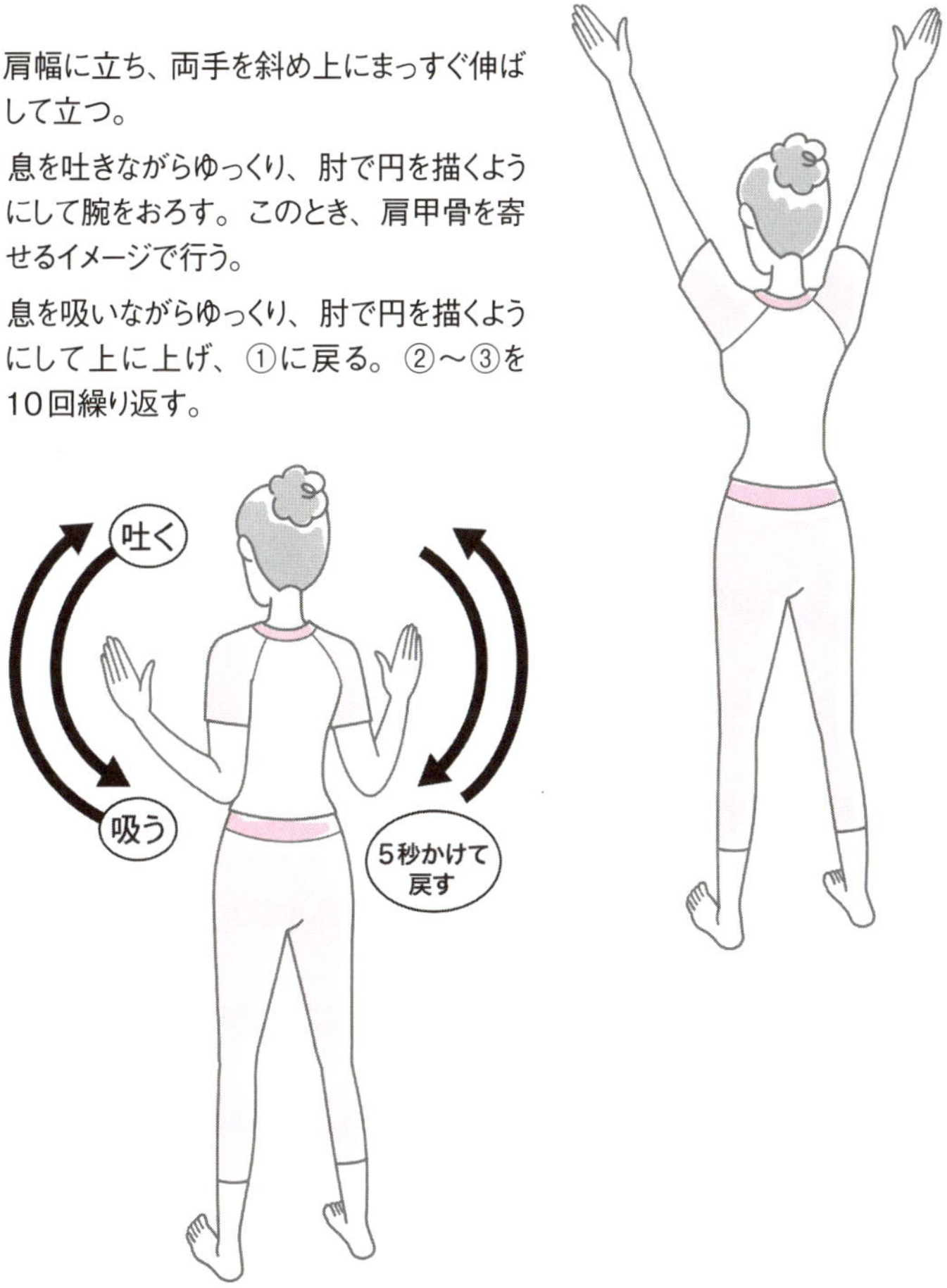

筋トレ＋ウォーキングで効果倍増

筋トレとウォーキングなどの有酸素運動を組み合わせると、基礎代謝が上がると同時に脂肪の燃焼がよくなり、成長ホルモンの分泌も促される、という三つの効果が得られます。各部位の筋トレ（118～121ページ）の間に足踏みを入れてもいいし、筋トレをした後、外に出てウォーキングをするのも効果的。出勤前に簡単な筋トレをして、駅までの道をリズミカルに歩くのもいいでしょう。

足踏み

20秒間、その場で足踏み。
背筋を伸ばし、脚はつま先から着地する。

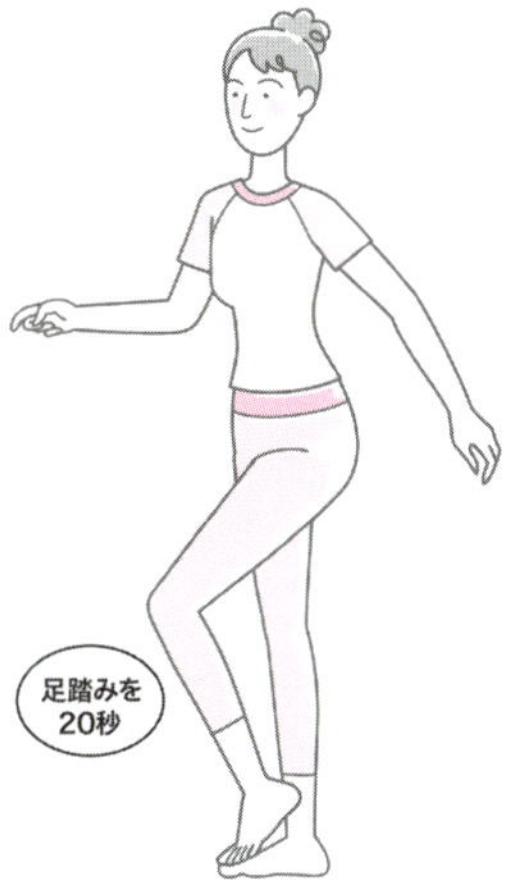

ウォーキング

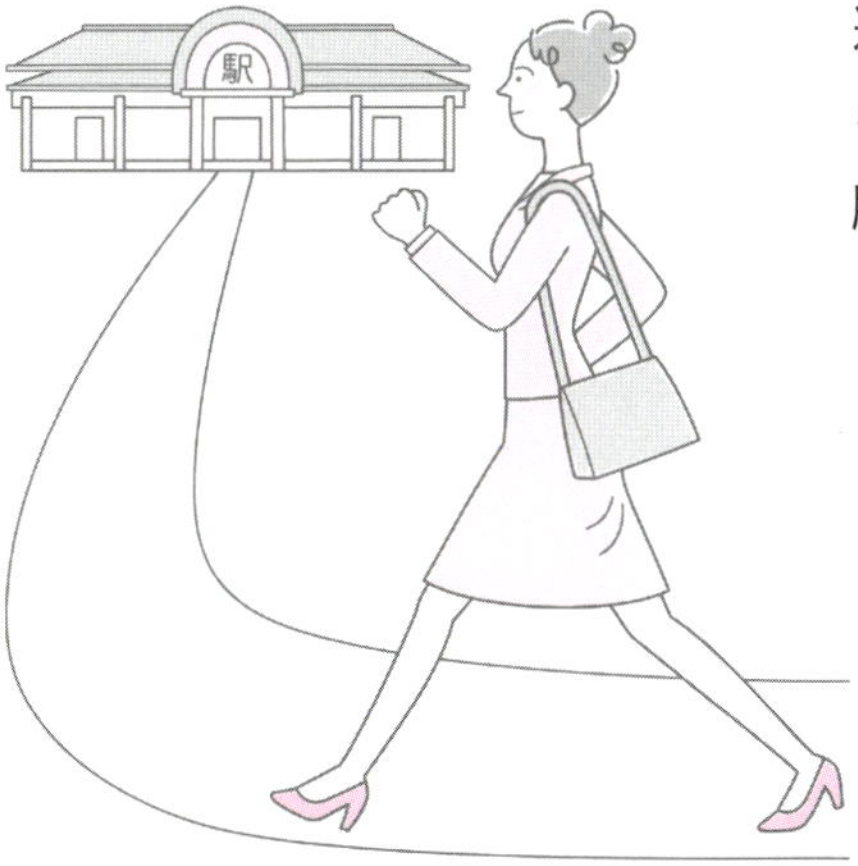

通勤時、駅までの道をウォーキングに利用。腕を振って脚を上げ、テンポよく歩く。

脚

ふくらはぎの筋肉と太ももの後ろの筋肉を意識しながら、アキレス腱をゆっくりと伸ばします。

① 両脚を前後に開き、腰を落として前脚の膝を曲げ、後ろ脚を伸ばす。
② かかとで地面を押す感じで。
③ 反対側も同様に行う。

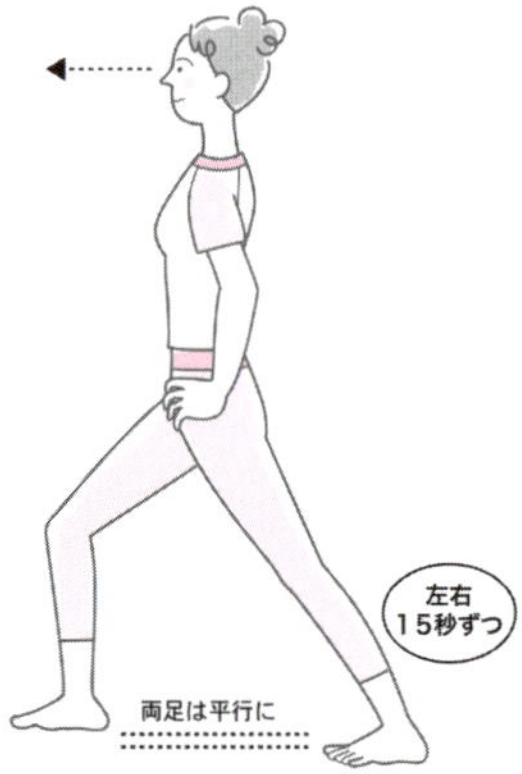

太もも

スクワットをしたあとは、太ももの筋肉を伸ばし、柔軟にします。

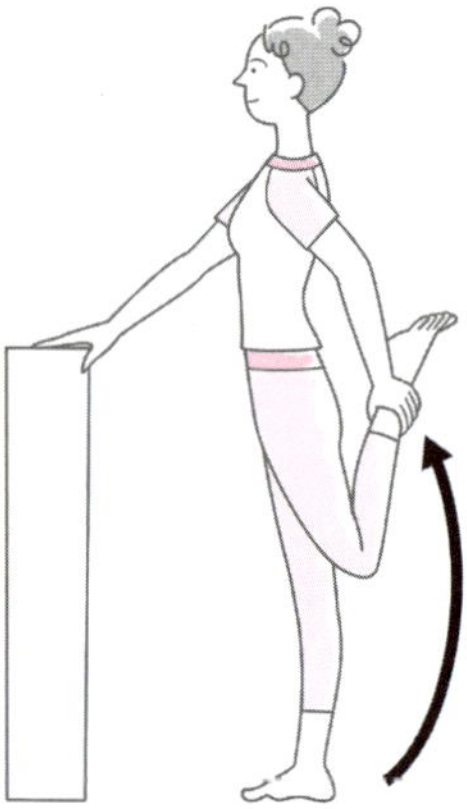

① テーブルやいすなどにつかまって、体を安定させる。
② 片脚の膝を曲げて、後ろで足先をつかみ、太ももの前の筋肉をしっかり伸ばす。
③ 反対側も同様に行う。

胸・肩

胸や肩甲骨まわりの筋肉を伸ばし、動きをよくします。

① 肩の力を抜いて胸を広げ、背中の後ろで手を組む。
② 腕を上のほうへ伸ばす感じでしばらくキープする。

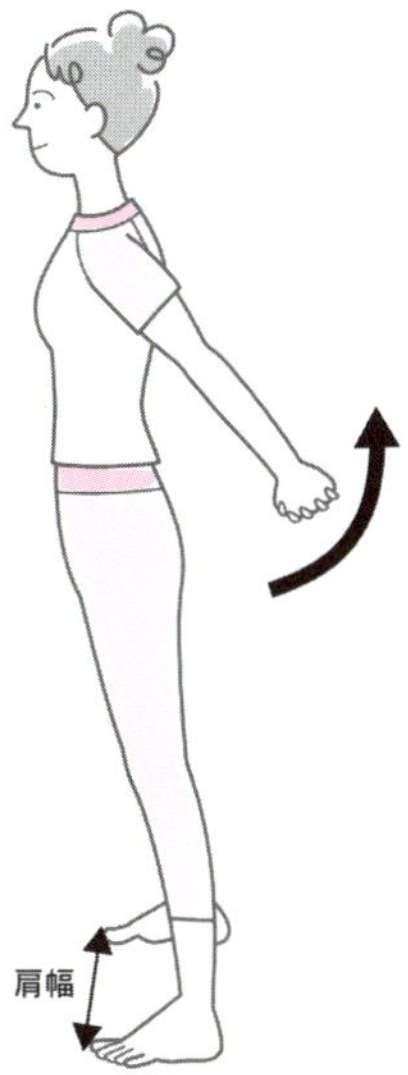

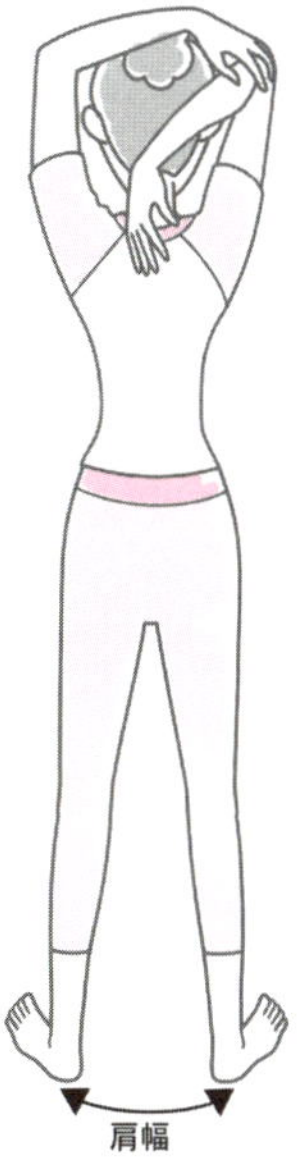

肩・二の腕

肩から腕にかけての筋肉を伸ばし、肩こりを予防します。

① 片方の肘を上げて首の後ろに倒し、もう片方の手で引っ張る。引っ張るほうの腕の肘は上に持ち上げるような感じで。
② 反対側も同様に行う。

腰

腰をひねって、腰と太ももの後ろ側の筋肉を伸ばします。深呼吸をしながら行うと、効果的。

① 脚を床に伸ばして座り、片脚をもう片方と交差するように立てる。

② 曲げた脚のほうに腰をひねり、膝を反対側の腕で支える。

③ 背中を伸ばし、顔はひねったほうの背後に向ける。

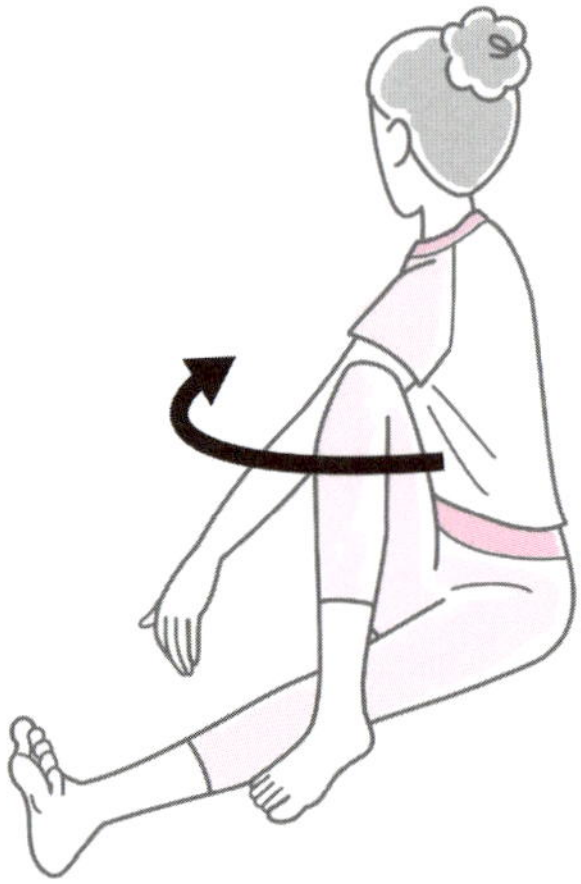

股関節

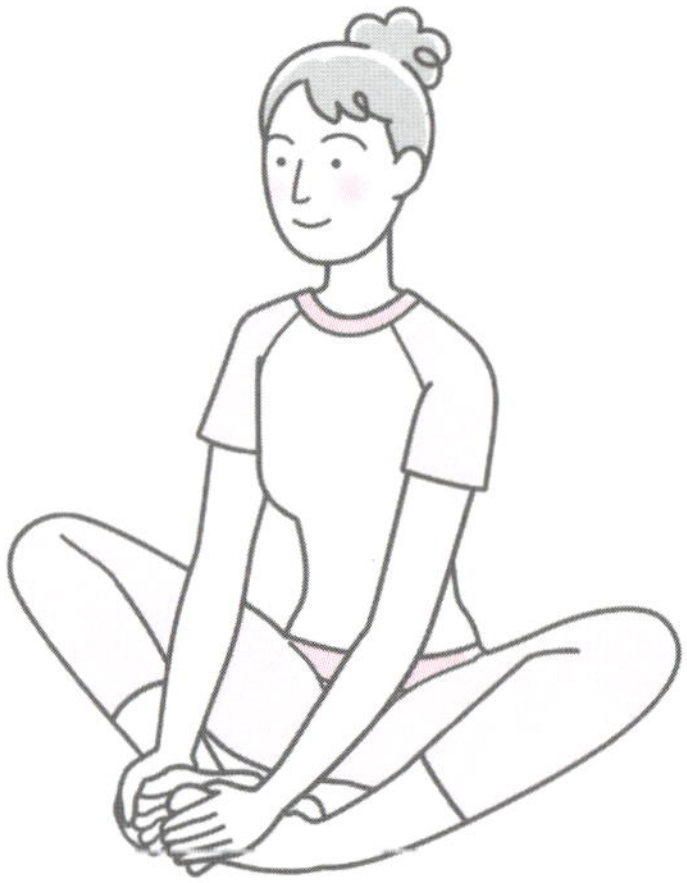

股関節まわりと太ももの内側の筋肉を伸ばします。

① 床にお尻をつけ、両足の裏を合わせて手前に引き寄せる。

② 背中はまっすぐに伸ばすが、脚の膝は無理に床につけなくてよい。

バレトン・メソッドで代謝をアップ

バレトン・メソッドはアメリカのニューヨークで開発され私も開発に携わった、体幹を鍛えて美しいプロポーションを作るためのプログラム。バレエのポーズを取り入れ、インナーマッスルを鍛えることをベースにして体の土台を作り、また筋肉バランスを整えることで、代謝のいい体作りをめざすものです。

ここでは、筋肉バランスを整えるメソッドと、インナーマッスルを鍛えるメソッドをご紹介します。気持ちよくできるので、ぜひお試しください。

筋肉バランスを整える

体に軸を作ることで筋肉バランスを整え、日常生活でも美しい姿勢がキープできるようにします。

① 脚を肩幅に開き、つま先は正面に向けて立つ。おへそを引き上げるようにして背筋を伸ばす。

② 右脚を大きく1歩右へ移動させ、腰を落とす。手はこぶしを作り、肘を曲げて胸の前に寄せる。

③ 両膝を伸ばし、右脚を体の真横に蹴り上げて左脚に重心を置く。同時に、両腕を体の真横へ伸ばす。

④ 右脚を着地させ、腰を落として②の体勢に戻る。次に左脚を移動させて、同様のメソッドを行う。

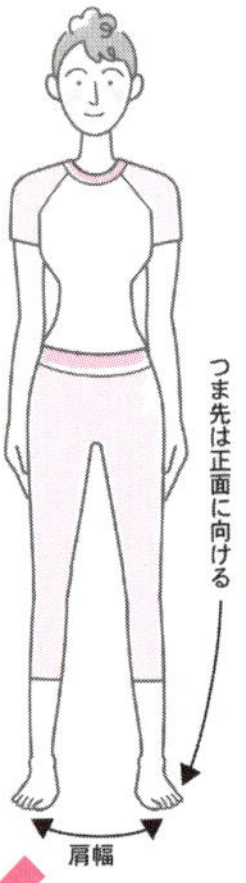

①

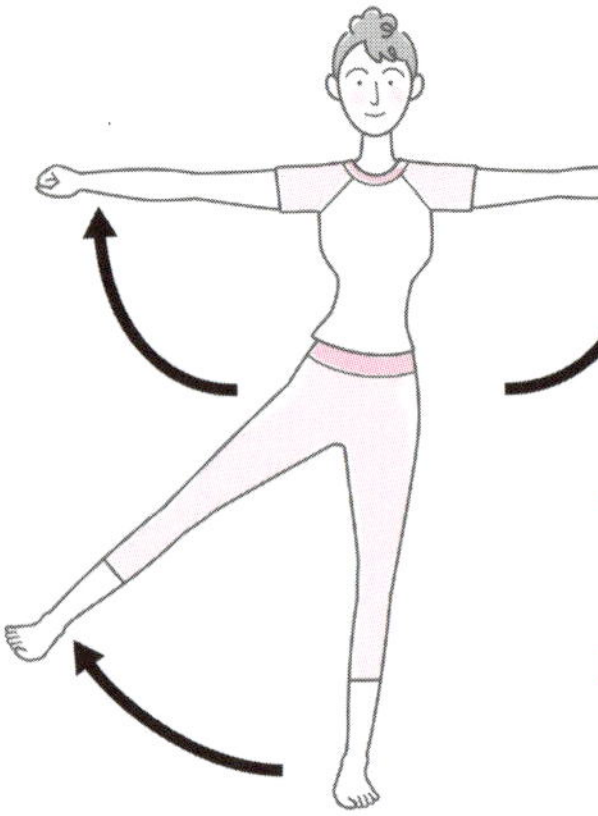

③

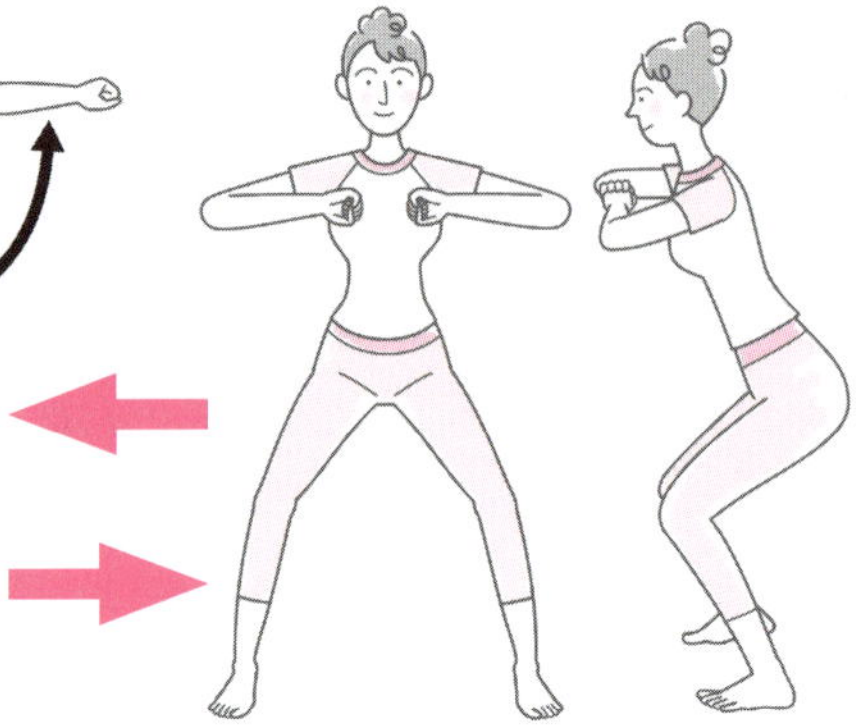

②

インナーマッスルを刺激する

インナーマッスル（体の深いところにある筋肉）を刺激し、細くしなやかな筋肉を作り、引き締まった体型をめざします。

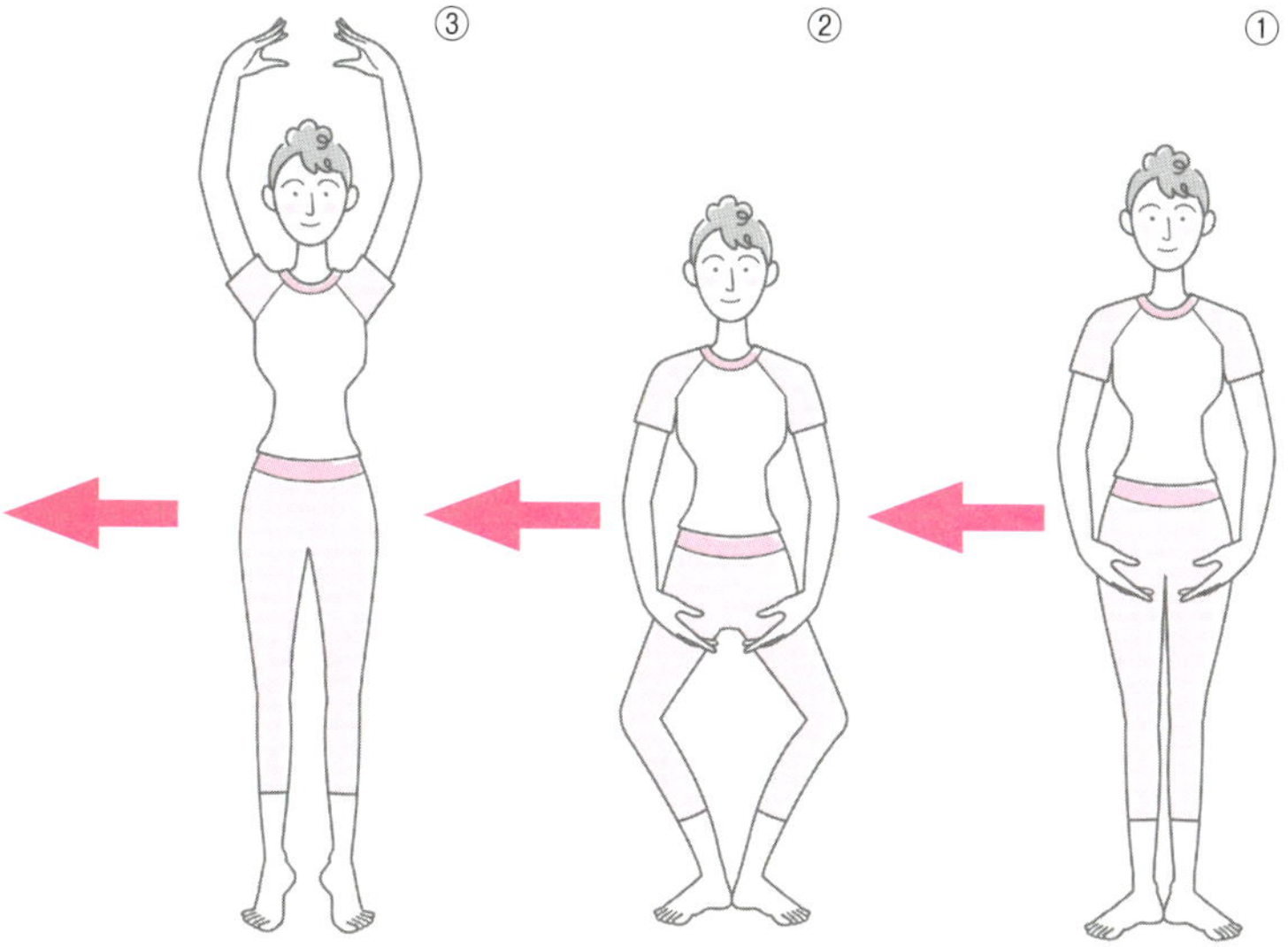

① 両脚をそろえ、つま先を外側に向けて立つ。上半身は肩甲骨を中央に寄せ、おへそを引き上げるようにして背筋を伸ばす。両手は指先を伸ばして股関節の前で向き合わせる。

② ①の体勢のまま両膝を曲げ、腰を落とす。

③ 両膝を伸ばし、かかとを上げてつま先立ちになる。両腕は頭の上へ。背筋はまっすぐに伸ばす。

⑤ ④

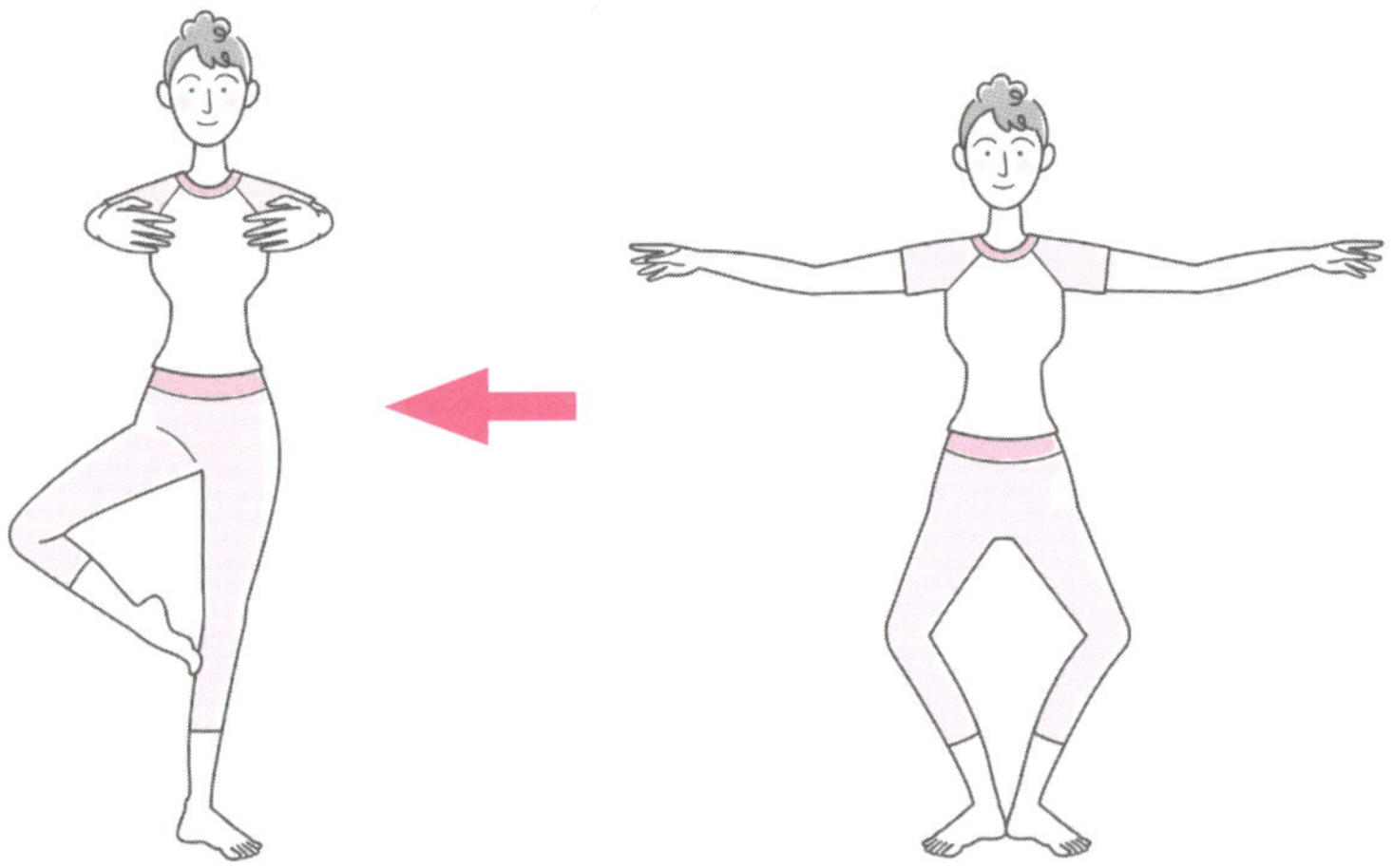

④ 両脚のかかとを床におろし、膝を曲げる。両腕は肩甲骨を中央に引き寄せながらおろし、真横に広げる。

⑤ 右膝を曲げてつま先を左膝の横につける。同時に、両腕を抱え込むようにして前方に伸ばし、お腹に力を入れてバランスを取る。①のポーズに戻り、②、③、④、と続けて左膝を曲げるメソッドを行う。

4章

見えない病のカギを握る「毛細血管」

Ⅰ 意外と知らない毛細血管の仕組みと働き

毛細血管は栄養や酸素などの「受け渡し」現場

全身の健康を保つためには、まず、毛細血管が健康でなければなりません。なぜなら、毛細血管は全身の組織の隅々にまで張りめぐらされている、体の基盤をなすものだからです。動脈、静脈、毛細血管の長さを比べてみると、毛細血管はなんと、すべての血管の九九%を占めています。つまり、血管の大部分が毛細血管なのです。

それほど毛細血管は、人が生きていくうえで重要不可欠なもので、生命を保つための機能そのものだといえます。しかもその機能は、非常に複雑で高度なメカニズムを持っています。

血管の構造をおさらいしてみましょう。まず大きな動脈があって、それが枝分かれして細動脈となり、さらに毛細血管へと進み、細静脈へつながって、だんだん大きな静脈になっていく、という形です。そして、静脈は血流を集めて肺や心臓に運びます。「つなぐ」という表現をしたのは、動脈と静脈を「橋渡しする」という意味です。

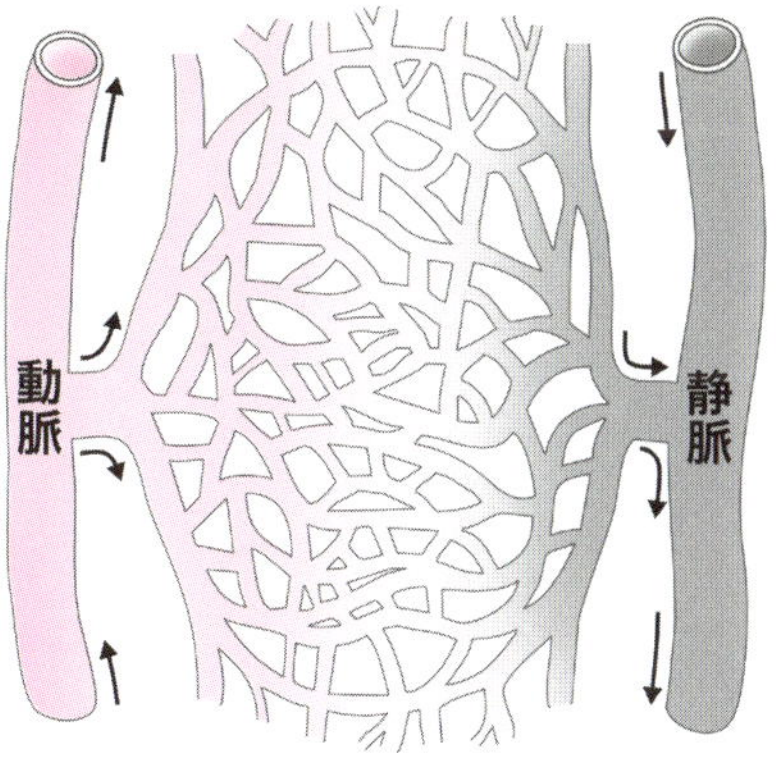

重要なのは、つないでいるところで栄養素や酸素などの物資の「受け渡し作業」が行われていること。毛細血管は、血液を通す管として物資を通過させるだけでなく、体の隅々の細胞に栄養素や酸素を届けて、二酸化炭素や老廃物を回収する最前線の現場になります。

そうして物資を配送しながら、同時に回収もしながら静脈に移行していき、最終的に静脈は二酸化炭素や老廃物で満たされます。

栄養素についていえば、消化器官で分解された栄養素は、胃腸の粘膜のひだにある毛細血管から血液中に取り込まれ、全身に運ばれていきます。そして、毛細血管を介して、栄養素が各所の細胞へと届けられます。

一方、エネルギーを作る過程で出てきた老廃物は、毛細血管を介して血液中に回収され、肝臓や腎臓の毛細血管へと運ばれ、処理されます。

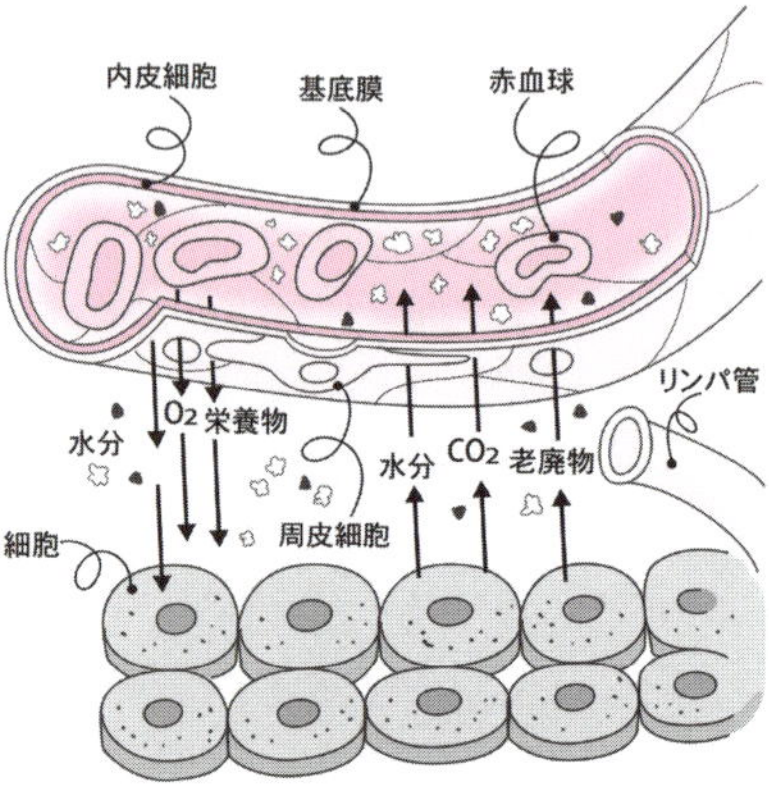

栄養素ともう一つ、生きていくうえで重要なのが酸素です。呼吸によって肺に入った空気は、肺の毛細血管で酸素と二酸化炭素のガス交換が行われ、血液中に酸素が取り込まれます。そして、赤血球に含まれるヘモグロビンによって全身に運ばれます。

さらに、**全身の毛細血管で、血液中の酸素と細胞**

の二酸化炭素の交換が行われ、二酸化炭素を含む血液は静脈を通って肺へと戻ります。

しかも、こういった毛細血管の働きは超高速で行われています。ちょうど高速道路を走る車のように、血流はノンストップで流れ、確実に物資を現場に届けているのです。スピードが落ちたり、事故のために動かなくなったりすると、物資を届けたり、回収したりする仕事が滞ってしまいます。

とてもデリケートな毛細血管の流れ

流れがスムーズなこと、かつ、物資の受け渡しがきちんとできていることが、毛細血管の仕事のもっとも重要なポイントです。

毛細血管は、赤血球一個がそのままの形では通れないくらい極細の血管。赤血球が通るときには折り畳まれた状態で進みます。したがって、毛細血管のちょっとしたトラブルでも、血流を悪くする原因になってしまいます。

たとえば血糖値が高い場合、血流に問題が出てきます。

血糖値が高い状態が続くと、血管内でブドウ糖がヘモグロビンに結合してヘモグロビンA1C（エイワンシー）を形成します。ヘモグロビンA1Cは、糖尿病の病態と密接な関係を持っています。ヘモグロビンは、酸素を運搬する役割を担っていますが、高血糖の状態が続いて糖化が進み、ヘモグロビンA1Cが増えると、酸素の運搬がスムーズにいかなくなるだけでなく、毛細血管を通過する際に毛細血管を傷つけてしまいます。

また、血液中のコレステロール値が高かったり、不純物が多かったりすると、毛細血管がつまりやすくなり、血流のじゃまをします。そのような状態でストレスが加わると、交感神経が高くなり、毛細血管の血流はさらにせき止められてしまいます。せき止められる時間が長ければ物資も届かないので、その先の細胞のみならず毛細血管の機能自体も保たれなくなります。

物資の受け渡しシステムは、血液が流れることによって保たれています。血流が滞ってくると、毛細血管を作る内皮細胞同士が、「同じ方向に行く」というベクトルが変わってしまいます。

ベクトルがあちこちに向いていると、細胞同士の連携がうまくいかず、きれいに一層に並んでいた管の細胞がだんだんほどけてきます。すると、血流がきても、周辺の細胞に栄養などの受け渡しをして回収する、というメカニズムがうまくいかなくなります。それどころか、内皮細胞同士の隙間から栄養素などがもれたりもします。その結果、必要としない場所でタンパク質までもれ出てしまい、血液が早いうちに栄養不足になってしまうこともあります。

脱落した毛細血管を補うメカニズムもある

毛細血管は繊細なメカニズムを持っている一方、全身に張りめぐらされているので、どこか一か所にダメージを受けても、近くにあるほかの毛細血管がカバーしてくれます。構造的にすべての細胞が、〇・〇三ミリの距離に毛細血管があるようになっているので、そういうことができるのです。

なんらかの原因で毛細血管の血流が低下し、管はあるのに血液は流れない状態になると、次第に毛細血管が劣化し、「ゴースト毛細血管」になってしまいます。この状態が続くとやがて毛細血管は脱落します。しかし、ある部分の毛細血管が脱落しても、通常はほかの毛細血管から物資が届けられ、ダメージをカバーします。

見方を変えると、機能しない毛細血管をカバーしてしまうため、なんらかの不具合があっても隠れてしまい、現れにくいともいえます。しかし、それでも限度があり、こうした脱落が、あちこちで起こってくると、毛細血管が必要十分でなくなり、だるさなどの不調を感じたりします。

毛細血管の脱落は、老化によっても起こりますが、生活習慣が乱れてくると、毛細血管の脱落が一定以上に多くなり、体調不良がひどくなってしまいます。

糖尿病の人はもちろんですが、病気というほどではなくても、血糖値の高い状態が続く人は毛細血管の脱落が多くなり、不調が一向に治りません。

毛細血管が健康に保たれて初めて、私たちは健康に生きられる、というわけです。

毛細血管は体を守り免疫細胞も運ぶ

毛細血管によって運ばれるのは、栄養素と酸素だけではありません。病原菌と戦う免

疫細胞も毛細血管によって運ばれ、病原菌の侵入や炎症を阻止したりします。

毛細血管がきちんと機能していれば、免疫細胞が周辺の細胞と連携し、外敵の侵入やがんをも防ぎます。

例えば、風邪やインフルエンザのウイルスが鼻やのどから入ってきそうになったときに、その毛細血管に免疫細胞が派遣されると、ウイルスの侵入を阻止することができます。逆に、ウイルスが毛細血管を介して全身に広がると、感染が成立して症状が出てきてしまいます。

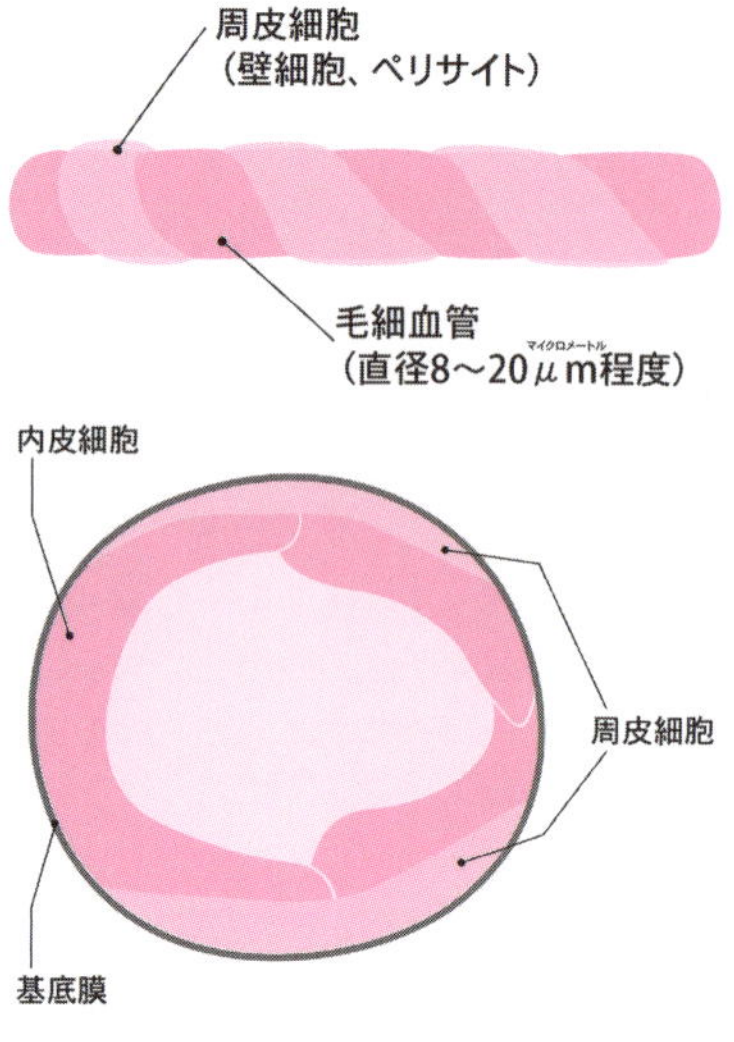

最近では、がんの治療法として免疫細胞療法が試されることがあります。これは、NK細胞など、体内をパトロールして異物を攻撃する免疫細胞を取り出して試験管で増殖させ、また体内に戻してがん細胞に挑む、という治療法です。

この治療法自体には、賛否両論がありますが、毛細血管によって運ばれた免疫細胞が、異常な細胞を見つけて叩くという作業は、通常、全身で行われています。

がん細胞は異常な毛細血管をともなっていることが多く、必要な栄養素などをうばってしまいます。そこに血流がきても、免疫物質ももれてしまいます。がん細胞が増殖すれば、そういった異常な血管をどんどん作るので、免疫細胞が近づいても機能が果たしにくくなります。

毛細血管がゴースト化すると……

全身が健康かどうかのカギを握っているのが毛細血管。しかし残念なことに、毛細血管は加齢とともにゴースト化するところも出てきて脱落し、少しずつ減ってきます。

毛細血管を道路にたとえるとすれば、三本ある車線が一車線になったら、渋滞するの

ゴースト化した毛細血管

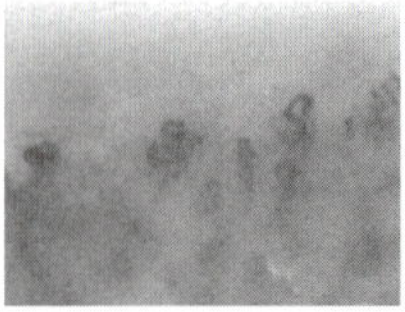

血流が乏しく、毛細血管の形が崩れ、太さも不揃い。一部は消えて、脱落している。

画像提供：あっと株式会社血管美人

健康な毛細血管

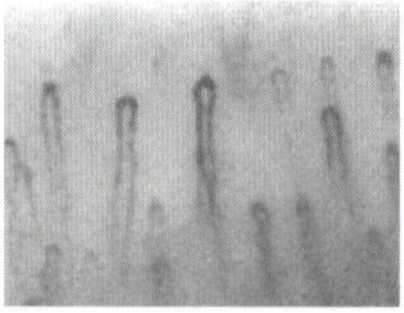

先端まで真っ直ぐに伸び、きれいにUターンしていてヘアピンのような形。太さも均一になっている。

は明らかです。さらに、道路が走行できない状態になれば、車は一台も通ることができず、その先はゴースト化します。

災害時に、道が断たれて物資が被災地まで届かないことがあります。それと同じように、毛細血管がゴースト化すれば、栄養素も酸素も免疫細胞も届かなくなります。

毛細血管が整っていないと、いくら栄養バランスに気をつけていても、サプリメントで栄養を補っていても、いろいろな健康法を試していても、効果はありません。

すぐに風邪を引いてしまう、という人は、体の免疫細胞の機能が低下しているか、免疫細胞の数が少ないことも考えられます。加えて、毛細血管がゴースト化していて、免疫に必要な物資が届けられていない、ということもあります。

Ⅱ毛細血管を復活させる生活習慣

毛細血管の老化は生活習慣で防ぐ

毛細血管は加齢とともにゴースト化して減ってくる、とはいえ、三〇代でも減っている人はいるし、六〇代でも、毛細血管を健康にして増やす人もいます。毛細血管は、生活習慣を改めることによって、再生することができるからです。

実際に、生活習慣に問題のある人の毛細血管を観察しておき、いくつかの生活習慣を改めたあとに、再び観察してみると、数週間から一か月間で、毛細血管の枝葉が増え、改善されていることがわかります。

血流がよくなったり、血管の形が正常化したり、ゴースト化していた毛細血管が復活したりするのです。一〇〇%とまではいかなくても、二〇%だったのが三〇%に増えたり、そこに血流がいくことで四〇%くらいになったりと、徐々に修復されていきます。中には、血管新生といって、新しくできる毛細血管もあります。

このことからも、生活習慣が毛細血管の健康のカギを握っており、取りも直さず、全身の健康のカギを握っていることがわかります。

毛細血管の量は、基本的には個人差はありません。体が大きい人と小さい人とでは多少、全体量に違いが出ますが、単位面積当たりの毛細血管の量は同じです。

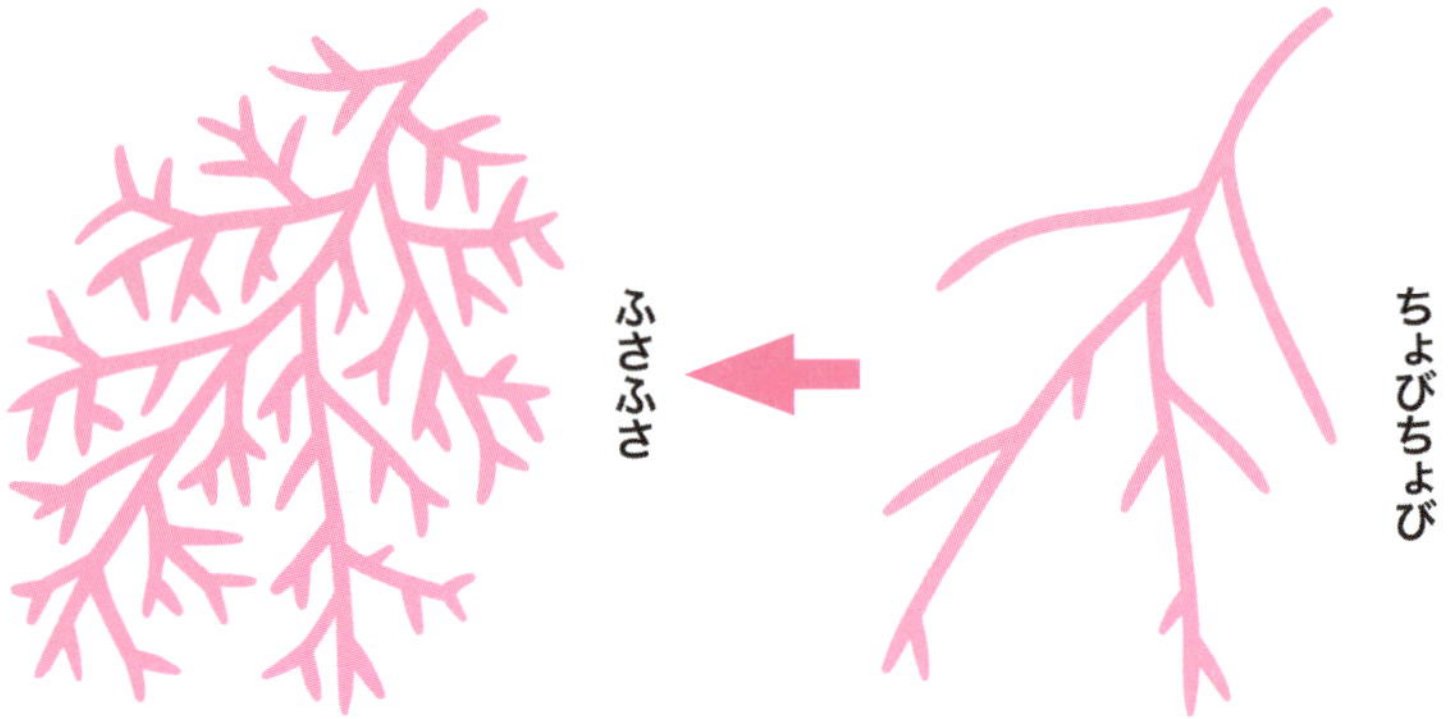

また、成長するにしたがって毛細血管は増えますが、二〇代をピークに徐々に落ちてきます。自律神経の働きやホルモンの分泌などもそうです。

加齢による毛細血管の生理的な老化は避けられませんが、もう一つ、悪しき生活習慣で助長される病的な老化もあります。紫外線をたくさん浴びたり、食べ物が偏っていたりするのは、病的な老化を促します。

喫煙もよくありません。たばこに含まれるニコチンは必要以上に交感神経を高め、毛細血管にダメージを与えます。タールは肺に蓄積して炎症を起こします。それによって、がんや冠動脈疾患、肥満などのリスクを高めてしまいます。

生活習慣を見直し、生理的な老化のところでなんとか食い止めるようにすれば、老化を遅らせることができ、病気にもなりにくくなり、見えない病も治すことができます。

生活習慣の見直しは体内時計に合わせて

生活習慣の中でもっとも大事なのが、睡眠です。睡眠は一日をどう過ごしたかによって質が変わっていくので、快適な睡眠に導くためには一日全体を考える必要があります。そのとき、ヒントとなるのが体内時計です。

一日の生活は朝起きた瞬間から始まり、そこで睡眠の質が決まる、といっても過言ではありません。例えば、普段七時か八時に起きるべき人が、昼の一二時か一時まで寝てしまったら、そこでまず、体内リズムがずれてしまいます。すると、睡眠中に分泌されるべきホルモンも十分な働きができず、自律神経のバランスも崩れてしまい、不調をきたすことになります。

体内時計をどう合わせるかがもっとも重要なことで、そのためには、睡眠に関してはもちろんのこと、食事の時間や運動のタイミング、光の取り入れ方などで、一日を通して体内リズムのずれを少なくすることが大切です。

一日の過ごし方については、5章で具体的に見ていきますが、**まずは、睡眠時間をキープしつつ、体内時計に沿った睡眠の取り方を心がけることから始めましょう。**

そうすれば、自然に血流が促進され、眠っている間に血管がゆるむ時間を確保することができます。それによって毛細血管の修復も可能になり、引いては全身の健康につながる、というわけです。

臓器によって働きが違う毛細血管

全身が健康であるためには、体の中の各臓器に血流がきちんと行き渡り、その部分の機能が保たれていなければなりません。

臓器の中で、もっとも血流が多いのが脳です。脳は酸素消費量が多く、それだけ多くの血流が必要なのです。そして、細動脈からさらに毛細血管に枝分かれした血流は、脳細胞に到達し、ほかの臓器より多めの物資の受け渡しをします。

脳の場合、毛細血管での血流の断絶などが起きると、微細な脳梗塞のようなものが生じます。

微細な詰まりは、CTやMRI画像には写りにくく、写ってもごく小さくて、症状に出にくい場合もあります。しかし、そういった現象が積み重なると、その部分の細胞は脱落していき、機能も少しずつ損傷していき、場合によっては認知症のような症状が起きてくることもあります。

すべての毛細血管が同じ条件で配置されているのではなく、例えば、脳と胃の粘膜とでは、細胞間の隙間の大きさなどが違い、性質も違っています。

小腸の毛細血管は栄養を吸収するところでもあり、肺の毛細血管は酸素を取り入れる、というようにそれぞれの臓器で異なる働きをします。

また、人体に二つある腎臓には、一つにつき、約一〇〇万個の糸球体という毛細血管の塊があります。そこへ血液が流れ込み、不純物が濾過されて尿の原料が作られます。

このように、毛細血管は臓器によって特徴的な役割を果たすことで、全身がうまく機能しているのです。

Ⅲ 睡眠は身体の再生工場

毛細血管と睡眠の〝深い〟関係

毛細血管は自律神経と並走して、網の目のように全身に張りめぐらされており、全身のホルモンも、この毛細血管で受け渡しが行われています。自律神経とホルモンは、体の二大制御機構ですが、この働きを支えているのが毛細血管。毛細血管がしっかり血液を流していないと、二つの制御装置はうまく働きません。

ただし、局所的にたまたま毛細血管が障害を起こしても、そのほかの毛細血管が健全であれば、すぐに全体の不調としては表に出てきません。

出るとすれば、血糖値が高い状態が続いている、つねにストレスを抱えているなど、全身レベルで毛細血管が断絶しやすい傾向にあって、あちこちで同時多発的にトラブルが起きているような場合です。

機能回復は主に睡眠中に行われますから、毛細血管が断絶しやすい条件下にある人は、より十分な睡眠が必要になります。

毛細血管は体内時計の指示に従い、夜の時間帯は血管をゆるめて血流を増やすようにします。血管がゆるむのは、自律神経の副交感神経が優位になったとき。とくに睡眠中は副交感神経が高まって末梢の毛細血管への血流が促されると、機能回復がスムーズにいきます。

ただし、交感神経が多少高くても、副交感神経がまったく働いていないということではなく、ある程度は副交感神経も働いて毛細血管を介して、物資が届けられています。

いつもは十分に血液が流れて栄養素や酸素が届けられているのに、交感神経が高くなると、毛細血管はギュッと収縮し、血流が限定的になってしまいます。そのため、栄養素などを利用する指示を出すホルモンが運ばれる量も低下し、睡眠中の作業効率が低下してしまうのです。

そうなると、老廃物の回収も遅れるし、疲労物質が残り、翌日に疲れが持ち越されます。**いくら寝ても疲労感が取れないという人は、毛細血管レベルで、そういった問題が起きているのかもしれません。**

同時多発的な毛細血管の断絶は、胃粘膜などにも起こりがちです。ストレスが高い状態が夜まで続くと、血が流れなくなって粘膜を傷つけ、胃炎を起こすことで胃部不快感や胃痛を起こしたりします。

夕方から夜にかけての時間帯はストレスを解放するようにし、副交感神経を優位にもっていく生活の工夫が必要です。

ホルモンを全身に送る重要な役割

毛細血管は、酸素や栄養素だけではなく、ホルモンも体中に届けています。ホルモンは微量ですが、体の必要性に応じてそれを発し、受け取り手（器官）がそれを受け取るスイッチ、つまり受容体（レセプター）によってキャッチしています。

レセプターがあるということは、ターゲットが明確だということで、ホルモンはそこへ向かって発信されます。遠隔なところにも作用し、長時間作用します。そこが、俊敏に、短時間作用する自律神経とは異なるところです。

ホルモンの分泌に関しては、主に脳から指令が出されますが、脳に限らず、腎臓などのレセプターによってホルモン量がコントロールされることもあります。

また、どこかの臓器に不調があれば、その周辺の臓器が連携したり、血管を介した物質のやり取りが行われたり、あるいは、細胞同士のやり取りもあります。

脳や心臓を中心に考えれば、毛細血管でのやり取りは、末端ということになりますが、末端がきちんと機能していなければ、全体的にも機能しません。自律神経やホルモンが毛細血管とリンクしながら、それぞれの仕事をしているのです。

ホルモンと睡眠の〝深い〟関係

睡眠と深い関係があるホルモンは、メラトニンと成長ホルモンの二つ。どちらも体内時計によってコントロールされているホルモンです。

メラトニンは、朝の光を浴びてセロトニンが分泌されると、およそ一五時間後に分泌されるようにセットされ、睡眠を深くしてくれます。

また、メラトニンには抗酸化作用があり、血中のフリーラジカルを中和して、内皮細胞が傷つくことを防ぎます。

さらにメラトニンは、成長ホルモンの分泌を促し、成長ホルモンは毛細血管によって運ばれた栄養とともに、内皮細胞を修復する力があります。どちらも、脳からの指令によって分泌されます。

成長ホルモンはコントロールセンターである視床下部から、まず、成長ホルモンを放出するホルモンが出て、それが視床下部の近くにある脳下垂体の前葉に働きかけて成長ホルモンが産生されます。その後、成長ホルモンは肝臓で代謝されて、ＩＧＦ－１という物質に代わり、全身のあらゆる臓器や筋肉、骨、皮膚などに送られて、細胞の働きを活発にします。

ＩＧＦ－１が増えると、それを抑える仕組みもあります。

成長ホルモンは、睡眠の最初の三時間で七割が出るといわれています。では、睡眠は三時間でいいのか、というと、当然それだけでは足りません。成長ホルモンが全身をめぐって、傷ついた内皮細胞を修復するまでには、もう少し時間がかかります。

そのとき、毛細血管がゆるんでいないと血流が滞り、ホルモンは届けられません。

①毛細血管の内皮細胞がきれいに並んで血流があること、②毛細血管をゆるめること、③毛細血管がゆるむ時間帯があること、この三点が毛細血管を健康にし、ホルモンを有効活用するためのポイントです。

血流を上げる運動や食べ物、血管をゆるめる呼吸法やマインドフルネス（瞑想）、血流をキープする質のよい睡眠。3章で取り上げた、この三つを実現するメソッドを参考にして、見えない病による不調の解消に努めましょう。

中でも、質のよい睡眠は健康キープのために欠かせない条件であり、毛細血管、自律神経、ホルモンの三つが連携し合って成立するものです。

そして、睡眠の質は、朝の光を浴びた瞬間に始まり、体内時計に沿った一日が過ごせたかどうかで決められます。

うつと睡眠障害はセット？

現代はストレス社会といわれます。生きて生活をしている限り、大なり小なりのストレスはあると思いますが、仕事や人間関係などでストレス過多になると、体に症状として出たり、老化が進んだりします。

ストレスをゼロにすることはできませんが、上手につき合うことで健康的に生きることは可能です。

ストレス緩和に有効なのが、「幸せホルモン」とも呼ばれるセロトニンというホルモン。

朝の光を浴びるとセロトニンの分泌が促されますが、同時にそれがメラトニンの材料となります。

セロトニンとメラトニンはコンビのような関係で、昼間の起きている時間帯はセロトニンが働き、体に活力をみなぎらせ、夜の睡眠中の時間帯はメラトニンが働いて、睡眠を深くします。

うつの症状は、セロトニンの低下と密接な関係があります。日中に活動しないとセロトニンを作ることができず、夜の睡眠も浅くなります。うつの人を診ると、ほぼ睡眠障害が見られることからも、**まずは、睡眠の質を向上させることを考えるのが、うつ症状の改善には効果的だといえます。**

うつ病の原因の一つとして、脳内で神経伝達物質であるセロトニンとノルアドレナリンが非常に少なくなっていると考えられます。そのため、うつ病の薬として、セロトニンが吸収されるのを阻害し、疑似的にセロトニンが増えるようにする、抗うつ剤が使われたりします。

一方、うつ症状は、生活習慣の工夫である程度改善されます。朝は日光を浴びる、日中はリズム運動をする、リラックスする時間を取る、呼吸法で副交感神経を活性化させるなど、生活にメリハリをつけることです。

うつの人は夜まで副交感神経が下がっていることが多いので、これを引き戻してあげることも大事です。これは、毛細血管を増やす方法と似通っています。

睡眠時間は七時間前後の人が一番長寿

毛細血管を健康にするには、血流を上げて、血管をゆるめ、ゆるめる時間をキープすることだと述べました。この三つを実現するには、十分な睡眠時間を取ることがいちばんの方法です。

睡眠時間が七時間前後の人が、もっとも寿命が長く、それより短すぎても、長すぎても寿命は短くなる、という研究報告があります（47ページ参照）。

睡眠時間がどうしても足りない、という人は、交感神経の緊張をゆるめる、副交感神経を高めてリラックスする時間を早くします。さらに、寝る前の一〇分でもいいので、呼吸法をして気持ちを鎮めます。交感神経が高すぎる人は、日中でも呼吸法を取り入れてみましょう。

男性では、三〇代くらいから、女性では四〇代くらいから副交感神経が上がりにくくなるので、日中、仕事などでテンションが高めのまま過ごす人は、ときどき休憩を入れて、呼吸法などを行う必要があります。

睡眠を取るべき時間帯に十分に取りましょう、といっても、職業によってはうまくいかない場合もあります。

例えば、パイロットやキャビンアテンダントのようにフライトによって時差に直面する仕事、深夜の長距離ドライバーなど昼夜逆転する仕事、シフトが日によって変わる仕事などは、できるだけ体内時計の仕組みにもとづいて睡眠時間が不足しないように工夫しなければなりません。

ただし、七時間睡眠は、一般的な生活をしている人の場合で、一〇代などのより若い人は年齢に応じて八～九時間の睡眠時間が必要ですし、エネルギーの消耗が激しいアスリートは、それ以上必要な場合もあります。

冷え性だと睡眠が浅くなる？

冷え性の人は寝つきが悪かったり、途中で目が覚めたりして、安眠できないこともしばしば。冷え性は、末端の毛細血管の血流が悪いことで起こります。

女性に冷え性が多い理由は、一つには筋肉量が少なく、基礎代謝量が低下していることによります。代謝が悪いと、リンパの流れも悪くなるので、余分な水分がよどんでいる状態になり、全体的に血流が滞ります。

もう一つの理由は、毛細血管がストレスを受け、緊張してしまうことです。ストレスがあると交感神経が高まり、緊張状態になります。その時間が長くなると、血管が収縮し、血流が悪くなります。

靴下を履かないと眠れないという人は、血液が中心に集まっている場合が多いのです。よく聞いてみると、湯船につからずシャワーだけで済ませていたりします。湯船につかって、よく温まったうえで、ストレッチと呼吸法をして交感神経を鎮めるようにすると、血流が末端までめぐり、冷え性は改善することが多いのです。

つまり、**入眠時間に向けて、副交感神経を上げていくことがポイントです**。冷え性の人が増えているのは、一つに、生活が便利になって体を動かさなくて済むこと。さらにいえば、夜の時間帯にスマホをいじってブルーライトを浴びたりすると、睡眠の質が下がります。遅くまで起きていることで交感神経が高まり、睡眠の時間帯がずれるだけでなく、質も低下し結果的に、朝食も食べられなくなる、というふうに、どんどん体内時計が悪い方向にずれてきます。

眠りにつくときは、血管がゆるんで末梢まで血流が行き渡り、体の深部体温は日中より約一℃下がります。冷え性だからと靴下を履いて寝ると、最初は足のほうに血流が行くのでいいのですが、そのままでいると体全体が温まりすぎて、深部体温が上がってしまい逆に睡眠が浅くなることもあります。

糖尿病にも毛細血管が深く関係している

糖尿病で恐れられている合併症は、神経障害、網膜症、腎障害の三つ。これらは糖尿病の三大合併症と呼ばれますが、いずれにも毛細血管の劣化が関係しています。

神経は毛細血管に並走する形で、全身に張りめぐらされており、正常に機能するためには、酸素や栄養素が必要です。

糖尿病によって高血糖の状態が続くと、毛細血管レベルで代謝障害が起こり、全身的に毛細血管が傷つけられることになります。それによって、全身の末梢神経まで栄養素や酸素がしっかり届かなくなり、手足など末梢の神経障害が起きてきます。

さらに進行すると、内臓の不具合や手足のしびれ、立ちくらみなど、全身に神経障害の症状が出てきます。

目の奥にある網膜にも毛細血管が張りめぐらされており、外からの情報を視覚的に収集する機能をサポートしています。しかし、血糖値が高い状態が続き、毛細血管が脱落してくると、網膜の機能障害が現れ、進行すれば、失明にいたることもあります。

腎臓では、先ほども触れたように、毛細血管の塊である糸球体によって、血中の不純物が濾過され、尿として排泄されます。糸球体のレベルで毛細血管の障害が起こると、糸球体の機能に支障が出てきます。

しかし、腎臓一つにつき糸球体が一〇〇万個くらいあるので、当面は尿を作る機能は保たれ、老廃物の排泄も行われます。腎臓から分泌される血液量を維持するホルモンもあり、ある程度機能を果たせますが、糸球体の障害があるレベルまで達すると、腎臓の機能が追いつかなくなってきます。

すると一気に、腎臓から尿を介して老廃物を排泄することができなくなります。腎臓の機能は、老化によってもある程度は悪化しますが、糖尿病で高血糖の状態が放置されると次第に悪くなり、糖尿病性腎障害、腎不全などの症状が現れます。

また、腎臓による造血ホルモンが作られなくなると、老廃物の排泄ができない上に、血液が作れなくなり、ますます老廃物がたまります。

腎不全になると、人工透析といって、特殊な装置で人工的に血液を外に出し、老廃物を取り除いて戻す、ということをやらなくてはいけません。同時に薬剤で造血ホルモンを補い、体液を健常に近づけます。これは患者さんにとっても大変なことですし、莫大な医療費がかかることにもなります。

それぞれの臓器には、一部が不具合になってもサポートする体制があるので、急には悪化しない場合が多いのですが、悪条件が重なるとサポートできなくなります。

糖尿病は、血糖を下げるインスリンが産生されなくなったり、インスリンの効き目が悪くなったりすることによって血糖値が高くなる病気ですから、進行を防ぐには、なんらかの手法で血糖を下げるしかありません。毛細血管の全身レベルでのサポート体制に余力があるうちに、根本的な対策を取ることが、最大の予防法になります。

その対策で最も効果が期待できるのは、やはり生活習慣です。

食事に関していえば、インスリンが減りかけているときには、インスリンを無駄使いしないように、急激に血糖値を上げないようにします。そのためには、野菜を先に食べるとか、GI値（グリセミック・インデックス＝食後血糖値の上昇度を示す指標）の低いものを食べるなど、工夫が必要です。

そうして、血糖値を下げるインスリンを無駄遣いしないようにして、血糖値を正常に保つようにすれば、結果的に糖尿病による合併症は防げます。

しかし、あまりにも神経質に食べ物を制限しすぎて、それがストレスになると、ストレスという別のネガティブ要因が出てくる恐れがあります。

ふだんから、暴飲暴食を避ける、毎日三回の食事をきちんと、ほぼ決まった時間に摂る、五大栄養素をバランスよく食べる、など、当たり前のことを実践するだけでも、かなり効果があります。

リンパと毛細血管も関連している

毛細血管が物資のやり取りをするとき、水分や酸素を少し多めに渡すので、余りがでます。それをリンパが回収し、一部は毛細血管に戻りますが、不要な分は毛細リンパ管に吸収されます。

リンパ管は静脈にからみつくように全身に張りめぐらされていますが、途中にリンパ節という中継地があり、必ずそこで濾過され、静脈から血液に戻る仕組みになっています。つまり、血中の不要な老廃物を吸収して、体外に排出するのが、リンパの役割です。

リンパ管は血管と違って心臓のようなポンプ機能がなく、立ったままの姿勢では重力で下にたまり、引き上げる力がありません。横になった状態で初めて流れるので、睡眠のときに、リンパが流れやすくなります。リンパが流れて老廃物を回収する、という作業は睡眠時間帯に大きく進みます。

心臓のポンプ機能の代わりをするのは筋肉です。リンパを流すためには、脚の筋肉を鍛える、あるいは心臓から遠くにある筋肉を使えるようにしておくことが大事です。

リンパのマッサージは、美容的な見地からもある程度の効果が期待できます。マッサージをすることで、リンパの流れをよくして老廃物の排出を促したり（デトックス）、リンパがたまることで顔や下肢に出た、むくみが解消できるからです。

リンパは皮下の浅いところにあるので、マッサージをするなら強くこすりすぎず、むしろ軽く流すくらいの圧で行いましょう。

入浴時に体を洗うとき、石けんを泡立てた手のひらで全身の各部位を、心臓から外に向かってなでるだけでも、リンパマッサージの効果があります。なお、マッサージをすることで血行もよくなり、むくみも取れ、肌もきれいになります。マッサージを行う前にリンパ節を軽くほぐしておくと、より効果的です。

全身にある主なリンパ節

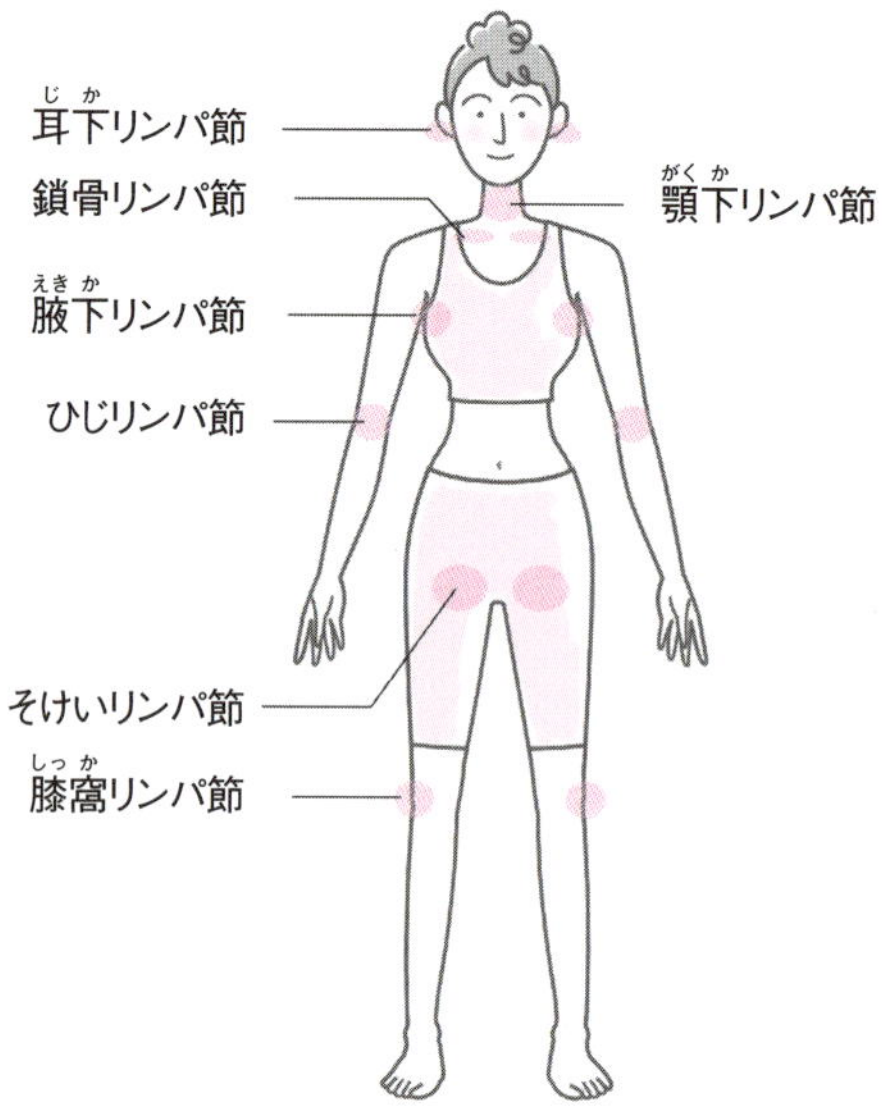

5章

体内時計を整える毎日の習慣

Ⅰ 体調をよくする二四時間の過ごし方

体の状態は体内時計によって変わる

これまでの章で、私たちが健康でいるためには、体内時計、自律神経、ホルモン、毛細血管の四つをうまく機能させることが大事なこと、そのためのメソッドなどを紹介してきました。その中核となるのが、「規則正しい生活」です。

なぜなら体の機能は、一日二四時間のリズムを刻む体内時計に支配されている部分が多く、「この時間帯には、これをやるのに適している」という時間割があるからです。

例えば、午前中の時間帯（九～一二時）は交感神経が高まり、集中に必要なホルモンも高まるので脳は完全に覚醒モードになり集中力もアップします。したがって午前中は、冷静な判断力が必要な仕事をするのに適した時間帯、というように。

また、体内時計を動かす時計遺伝子は、いろいろな病気の要因と直接関係していることが、最近の研究でわかってきました。

時計遺伝子は、時計タンパクの量を増やしていき、また減らしていく、というリズムを刻んでいます。

そして、心臓や血管、内臓、皮膚などすべての細胞が時計遺伝子に従った時間割で動いています。一方、時計タンパクは、血圧を制御する遺伝子と影響し合うなど、いろいろな体の機能に関連した機能も持っています。

つまり、体内時計の時間割に従って生活していくことが、時計遺伝子を正常に働かせることになり、かつ、体の持っている能力を最大限に引き出すことになるのです。

時計遺伝子がきちんとリズムを刻んでいれば、ほかの遺伝子との関係がスムーズになり、体の機能が正常に保たれて、病を遠ざけることができます。当たり前のことですが、そのために体内時計の理論を取り入れた生活をすることが、何より大事なのです。

しかし、いくら規則正しく生活をしたいと思っても、仕事の関係で不規則にならざるを得なかったり、あるいは、朝と夜の生活が逆転していたりする人もいるでしょう。

そこでこの章では、理想的な一日の過ごし方を押さえたうえで、体内時計がずれてしまいがちな人も健康生活に近づけるように、具体的な対策を提案していきます。

理想的な一日

（平日・午前）

- できる環境があればリズム体操
- 昼食前後にウォーキング、筋トレ

- 頭を使う仕事や家事

- 軽めの運動（ウォーキング、軽いスクワット、ラジオ体操）
- 通勤

- 起床。カーテンを開け、太陽の光を浴びる
- コップ1杯の水を飲む。洗顔のついでに顔のリンパマッサージ
- 朝食

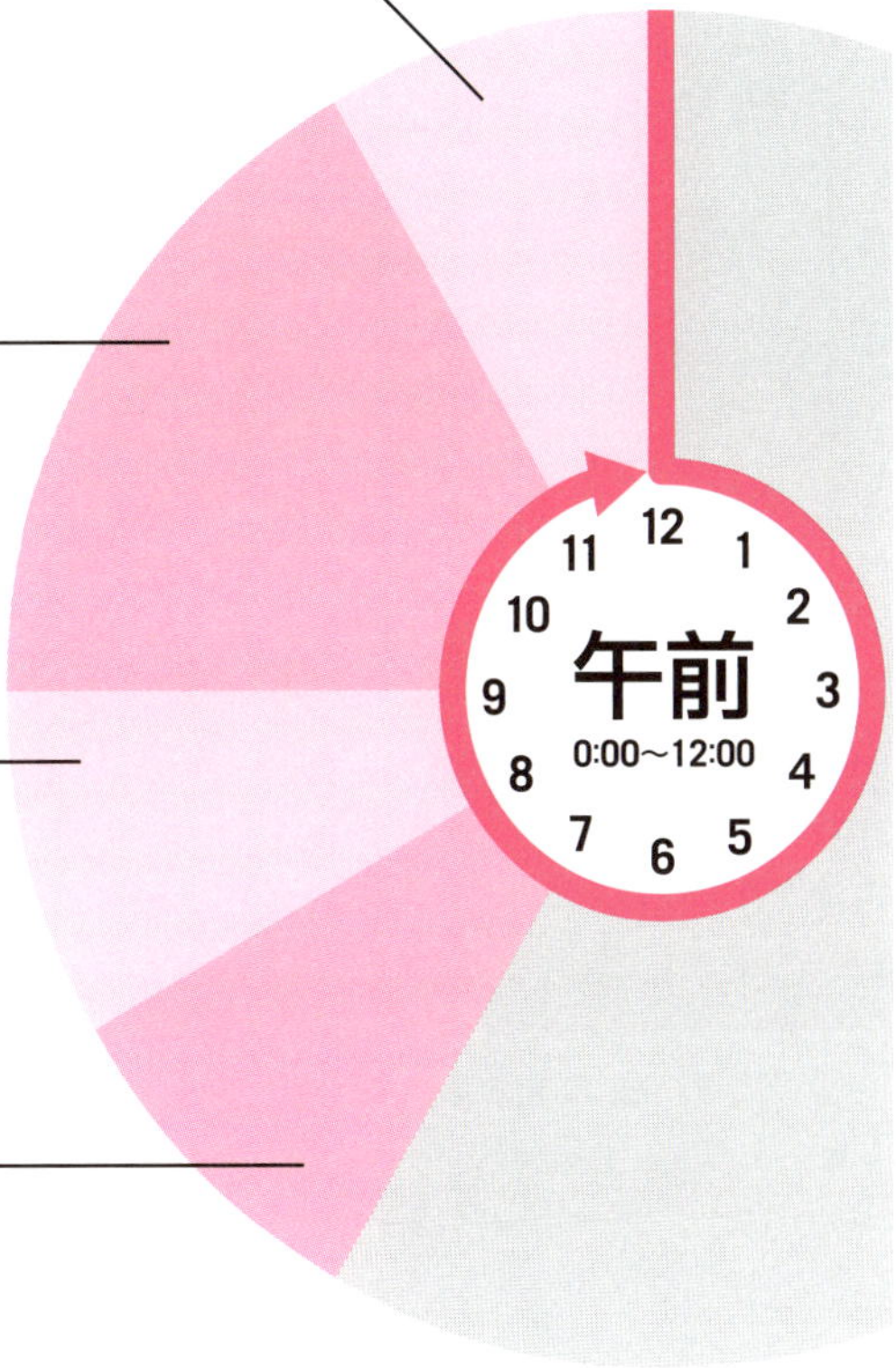

理想的な一日

（平日・午後）

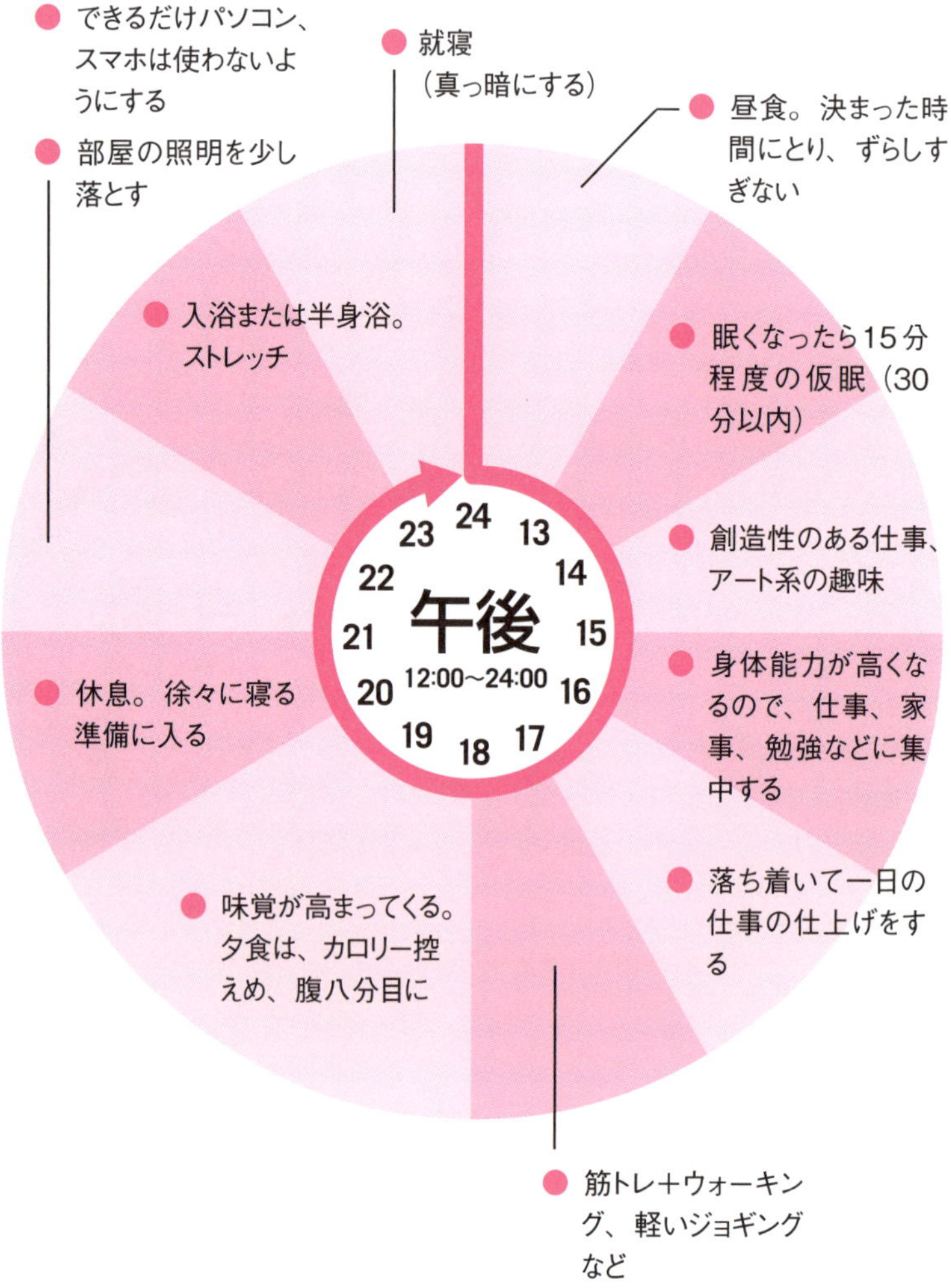
午後
12:00〜24:00
13
14
15
16
17
18
19
20
21
22
23
24
昼食。決まった時間にとり、ずらしすぎない
眠くなったら15分程度の仮眠（30分以内）
創造性のある仕事、アート系の趣味
身体能力が高くなるので、仕事、家事、勉強などに集中する
落ち着いて一日の仕事の仕上げをする
筋トレ＋ウォーキング、軽いジョギングなど
味覚が高まってくる。夕食は、カロリー控えめ、腹八分目に
休息。徐々に寝る準備に入る
入浴または半身浴。ストレッチ
できるだけパソコン、スマホは使わないようにする
部屋の照明を少し落とす
就寝（真っ暗にする）

理想的な一日

（休日・午前）

- リズム体操
- 昼食前後にウォーキング、筋トレ
- 読書など
- 軽めの運動（散歩など）
- 起床。太陽の光を浴びる
- コップ1杯の水を飲む。顔のリンパマッサージ
- 朝食

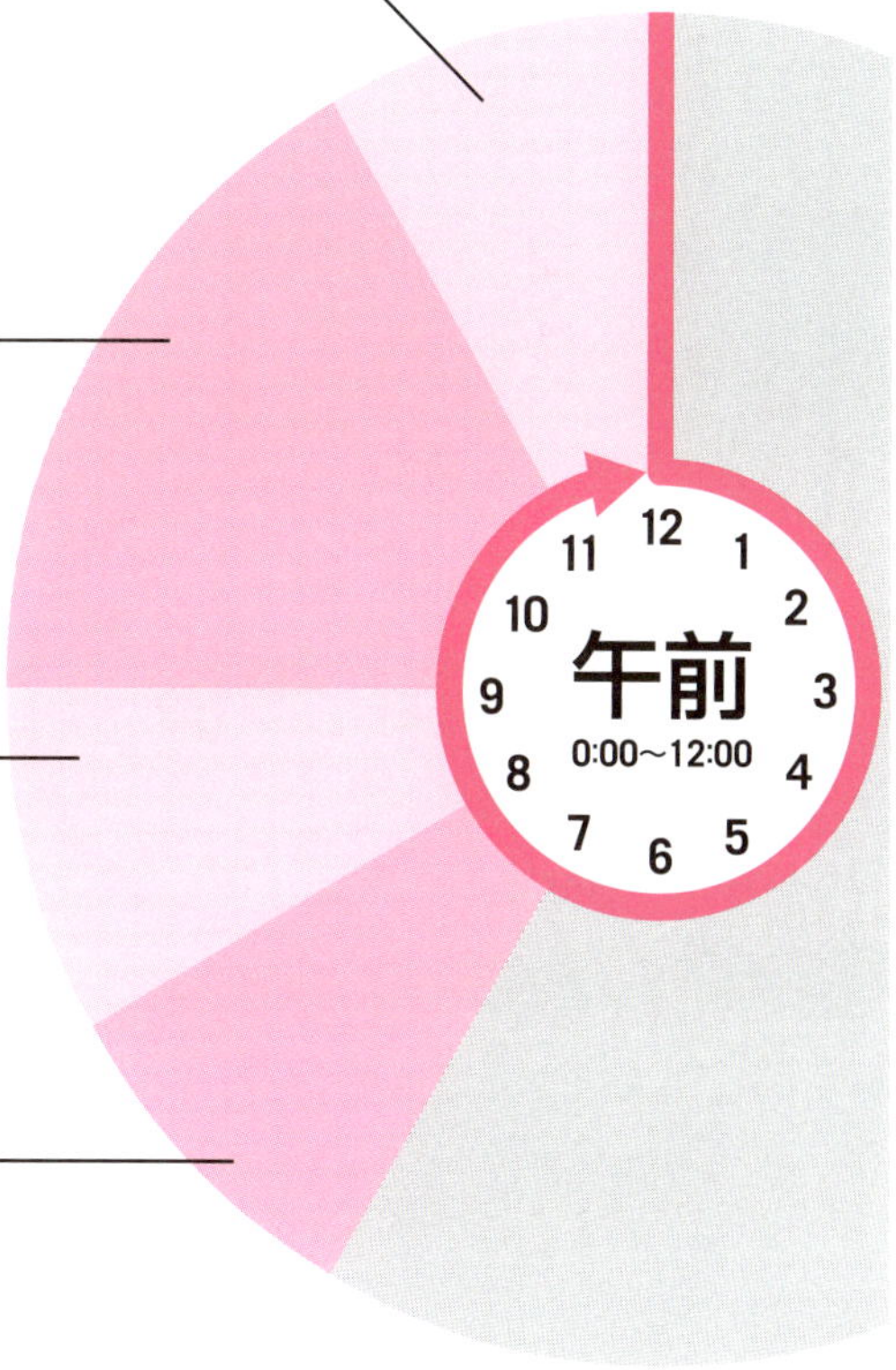

理想的な一日

（休日・午後）

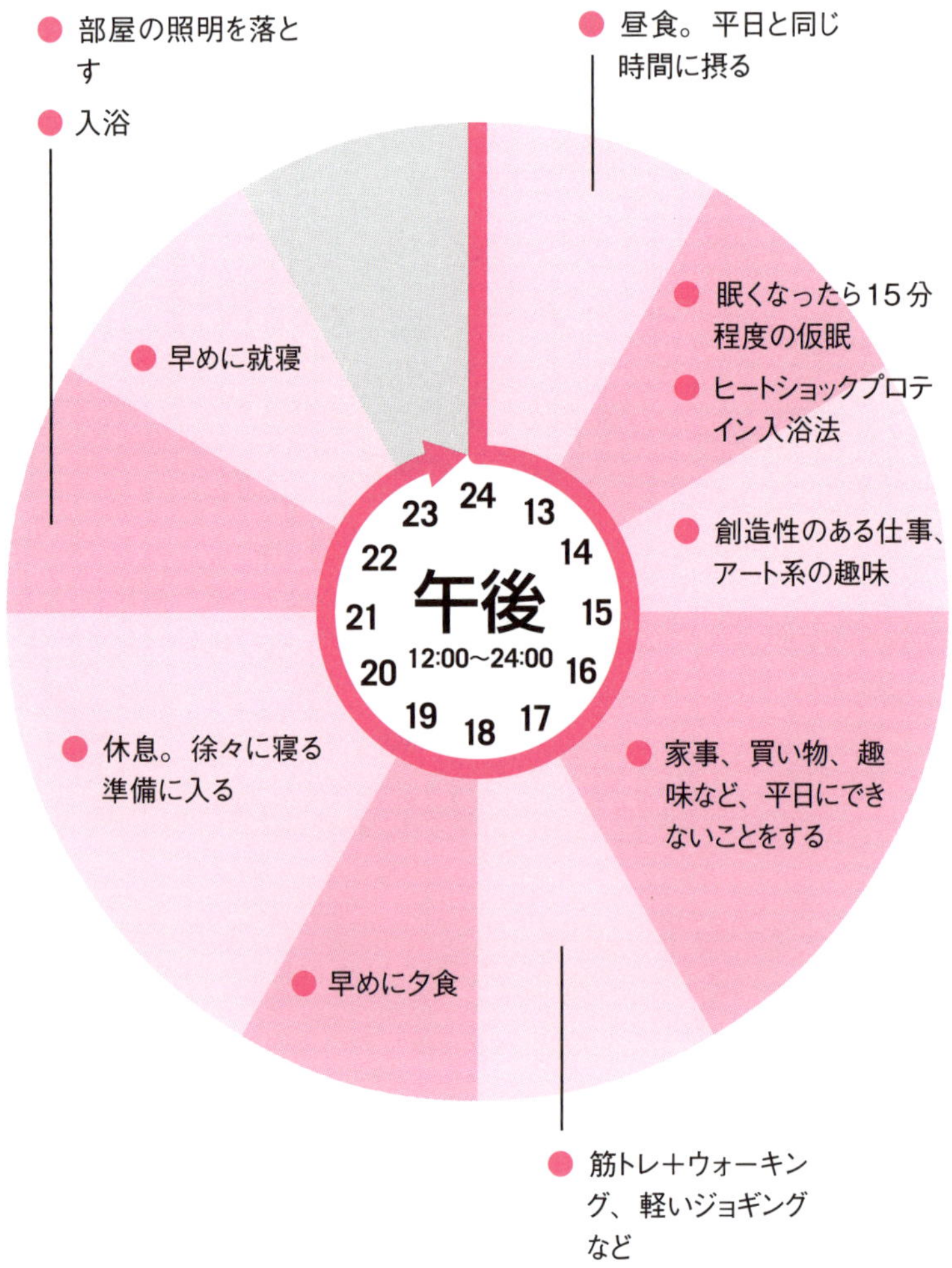
昼食。平日と同じ時間に摂る
眠くなったら15分程度の仮眠
ヒートショックプロテイン入浴法
創造性のある仕事、アート系の趣味
家事、買い物、趣味など、平日にできないことをする
筋トレ＋ウォーキング、軽いジョギングなど
早めに夕食
休息。徐々に寝る準備に入る
部屋の照明を落とす
入浴
早めに就寝
午後
12:00〜24:00
24
13
14
15
16
17
18
19
20
21
22
23

◎朝の習慣

一日は「早起き」から始める

昔から「早起きは三文の得」といわれていますが、これは健康生活という面から見ても理にかなっています。何度も触れてきたように、朝起きてすぐに太陽の光を浴びることは、体内時計をリセットするための必須事項です。

雨や曇りの日でもカーテンを開け、空を見上げてください。光が目の奥にある脳の視交叉上核に届き、体内時計（親時計）のスイッチが入ります。

そして、前の晩の就寝時刻や睡眠時間に関係なく、朝は同じ時間に起きること。体内時計に合わせて、自律神経やホルモンが必要に応じた働きをしてくれ、それが毎日のリズムとなって、体の調子をキープすることができます。

大切なのは、「朝はなるべく決まった時間に起きる」ことです。

次に、コップ一杯の水を飲みましょう。睡眠中に失われる水分は案外多く、体は乾いた状態です。水分補給をすると同時に胃腸を動かし、排泄を促します。睡眠中に体内から回収された老廃物をすっきり流してあげることで、爽快な一日が迎えられます。

時間に余裕があれば、少し熱めのシャワーを浴びることもおすすめです。血液とリンパの流れをよくし、デトックス効果をアップします。

朝食は、起きてから一時間以内に摂る

朝の光によって親時計が動き出したら、早いうちに子時計を動かす必要があります。全身の細胞にある子時計は、それぞれ独立してリズムを刻んでいますが、親時計と子時計が連動することで、体内リズムが整うからです。

子時計は、光の代わりに食事のタイミングで親時計と同調します。したがって、親時計がリセットされたら、光を浴びて一時間以内に食事を摂ったほうがいいのです。

朝食だけではなく、一日三食をだいたい決まった時間にきちんと摂ることで、子時計のリズムは整います。そういったことから、子時計は「腹時計」とも呼ばれます。

前日の夕食から朝食までは、かなり時間がたっていますから、体はエネルギー不足の状態になっています。エネルギーを補充し、一日の活動を始めるためにも朝食は必要不可欠なものです。

朝食の内容は、栄養素をバランスよく摂るために、また、胃腸を目覚めさせるために、多品目の食材を食べることが理想ですが、時間的な制約などで無理な場合は、タンパク質とフルーツだけでも摂るようにしましょう。

タンパク質は、肉、大豆製品、乳製品、ナッツ類、バナナなどに含まれています。また、フルーツには、脳を働かせるのに必要な糖分が含まれます。

朝は軽めにしたいという人は、豆腐のみそ汁や納豆、牛乳かヨーグルトとバナナ、といった手軽に食べられる組み合わせを工夫してみてください。

朝食を抜いて、一日の最初の食事が昼食、ということになると、その時点で子時計がリセットされることになり、体内時計がずれていく原因になってしまいます。また、午前中の活動をするのにエネルギー不足のため、力が湧いてきません。さらには、一日代謝が低下し、逆に太りやすい体質になってしまいます。

リズム運動でセロトニン分泌を促す

朝起きてすぐは、まだ体が目覚めていない状態で、心拍も遅く、体温や血圧も低めで、筋肉も固まっています。その状態で激しい運動するのは危険。とくに高齢者は、いきなり運動することは、絶対に避けましょう。

朝の運動はウォーキングや散歩、ストレッチ、軽い筋トレなどがおすすめです。そして、ウォーキングや散歩のときは、リズミカルな呼吸をしながら行うと、セロトニンの分泌が促進されます。

セロトニンは、夜の睡眠にかかわるメラトニンの材料となるので、朝にセロトニンをたっぷり出すことは、睡眠の質を高めることになります。

そうして朝のコンディションが整えば、午前中は集中力が高まり、仕事をするのに最適な時間帯になります。
仕事もはかどり、ミスも少なく効率が上がります。
家事の中でも集中力が必要な緻密な作業は、この時間にやるとよいでしょう。

◎昼の習慣

昼食は午後一時までに終わらせる

午前中は集中力を発揮できていても、一二時近くになると、少し疲れてきます。明け方以降、交感神経は徐々に優位になってきているので、頭を使って活動するには適しているものの、**正午～午後一時の間にいったんリフレッシュする必要があります。**

日中の過ごし方にメリハリをつけるという意味でも、このタイミングで昼食を摂り、休息を兼ねてエネルギー補給をしたいものです。

昼食が遅くなると夕食も遅くなり、寝る時間も後ろにずれ込む、というようにどんどんずれていき、体内時計に悪影響を与えてしまいます。できれば、昼食は一時までに済ませるようにしましょう。

このとき、食事時間以外にゆっくりと休憩できる時間を取って、高くなった交感神経の働きを少しゆるめ、副交感神経を優位にしてリラックスします。

昼食前後に体を動かすことも、体内時計のリズムを整えるうえで有効です。とくに、寝つきが悪い人は、昼間の運動によって交感神経を適度に上げておくと、夕方から夜にかけて副交感神経が優位になりやすく、入眠がスムーズになります。

昼休みに余裕がある人は、近くの公園を二〇分くらい歩くとか、室内で運動ができる環境があれば、ヨガや筋トレなど「ちょっとときつめの運動」をするとよいでしょう。

昼寝は午後三時までに一五分以内で

昼食のあと、午後一～二時ごろに急に睡魔に襲われることがあります。

これは、お腹がいっぱいになったからではなく、時計遺伝子にあらかじめプログラミングされていることです。

サーカディアンリズムは、交感神経優位の「やる気モード」の波と、副交感神経優位の「リラックスモード」の波があり、**午後二時ごろには体温が少し下がり、リラックスモードとなって眠くなるのです**。それほど強い眠気ではありませんが、どうしても我慢できない場合は、昼寝をしてもかまいません。

ただし、三〇分以上寝てしまうと、夜の睡眠モードになってしまい、起きるのがつらくなります。すると、体内時計もずれてしまい、夜の睡眠に支障をきたします。

昼寝をするなら、午後三時ごろまでに、一五分以内を目安にしましょう。

午後二〜五時はクリエイティブな仕事をする

昼食後の眠気が過ぎると、交感神経の高まりがピークを迎え、活動に必要なホルモンの分泌も多くなって、一日の中でもっとも活動しやすい時間帯になります。さらに、昼食で摂った栄養が補給されるので、脳の働きもよくなります。

こうして頭を使うのによい条件がそろうと、感情が豊かになり、創造性が高まります。新しい企画を考えたり、発想力や思考力を必要とするクリエイティブな仕事をするのに適した時間帯です。趣味なら、アート系のものに挑戦するといいでしょう。

ポイントは、仕事でも趣味でも、九〇分単位で一区切りつけることです。人の体内には、ウルトラディアンリズムという、九〇分（人によって八〇〜一〇〇分）刻みのリズムが備わっています。九〇分というのが集中できる時間であり、それ以上長くなると集中力が途絶えます。

九〇分仕事に集中したら、一〇～二〇分、次のサイクルに向けて休憩をし、リセットする、というように、体内リズムと仕事のリズムを合わせることが大事です。

休憩時間には、高まった交感神経を鎮めるために、呼吸法を実践するとよく、さらにストレッチをプラスすると副交感神経が高まり、よりリラックスできます。そうして、再び九〇分の仕事モードに入ると、あらたに集中力が発揮でき、効率よく仕事ができて成果も上がります。

夕方は運動に適した時間

午後三～五時くらいまでは、集中力が高まると同時に、身体機能も活発になる時間帯です。交感神経もピークとなり、昼食で摂った栄養も全身に行き渡り、エネルギーに満ちてきます。

この時間帯は、スポーツの世界では世界記録が出やすいといわれています。これは、起床してから七〜九時間後に身体能力がピークになることが関係しているようです。

私がプロアスリートにアドバイスをする場合は、競技時間から逆算して、起床時間やトレーニング方法などを設定することで、ベストな力が出せるようにしています。

一般的には、仕事が終盤を迎え、仕上げの時間になってきます。落ち着いて話し合いや情報交換などを行い、一日のまとめに入ります。


午後五〜六時まで仕事がある人は、その後、運動をするといいでしょう。五〜七時はトレーニングに適した時間帯です。この時間には、副交感神経も徐々に高まってくるので、筋肉の柔軟性がピークとなり、また、気管の径も大きくなり肺機能も高くなります。

体を鍛えたいなら、この時間帯が最適です。

トレーニングは筋トレなどの無酸素運動と、ウォーキングや軽いジョギングなどの有酸素運動を組み合わせると効果的。会社で腕立て伏せや腹筋などの無酸素運動をして、そのあと、一駅分歩いて帰るなど工夫してみるといいでしょう。

◎夜の習慣

夕食は午後七～八時に食べる

午後六時くらいになると、副交感神経が上がってきて、また味覚も高まり、おいしさを感じるようになります。本当は午後六～七時に夕食を食べるのが、快眠とダイエットのためにはいいのですが、会社勤めの人などにとっては、なかなか難しいことです。

せめて、就寝時間から逆算して、三時間前までには夕食を終えたいもの。遅い時間まで胃に食べ物が入っていると、胃が刺激されて、交感神経が優位になってしまいます。

夕食はなるべく、午後七～八時に摂るようにしましょう。

夜の八時以降になると、太りやすい時間帯に突入します。これは、時計遺伝子の働きによるものです。

時計遺伝子の一つ、ＢＭＡＬ１が作り出した時計タンパク質は、朝六時から徐々に減っていき、午後三時にもっとも少なくなります。

そして、夕方六時ごろから増加に転じ、夜一〇時から深夜の二時ごろにもっとも多くなります。その後、朝まで分泌が続き、太陽の光でリセットされる、というサイクルを繰り返しています。

このＢＭＡＬ１は肥満遺伝子ともいわれ、摂取した糖質などを脂肪に変える働きがあります。つまり、ＢＭＡＬ１の分泌が少ない昼間は太りにくく、夜になるにしたがって太りやすくなるのです。これが「夜遅くに食べると太る」といわれるゆえんです。

ダイエットをしたい人は、夕食時間をなるべく早くし、就寝の三時間前からは何も食べないようにすれば、脂肪の蓄積を抑えることができます。

夜の九時以降はブルーライトを浴びない

今やパソコンやスマートフォンは、仕事や情報収集、連絡手段として欠かせないものとなっており、片時も手放さず、画面を見て操作している人も見受けられます。

気をつけたいのは、寝る直前までそれらの機器を使用していると、睡眠の質を落としてしまうということです。

パソコンやスマートフォンのディスプレイからは、ブルーライトという強い光が出ています。ブルーライトを浴びると、睡眠を深くするメラトニンの分泌が抑制されます。同時に、電磁波によってメラトニンが破壊されてしまい、寝つきが悪くなるだけではなく、網膜にダメージを与えて目を疲れさせます。

できれば、夜九時以降はパソコンやスマートフォンの使用を控え、副交感神経が優位になるようにして、入眠しやすい状態にもっていきましょう。

良質な睡眠に必要不可欠なメラトニンを大切にするために重要なのが、照明の調節です。就寝時間が近くなったら、部屋の照明を落としましょう。光があると、脳の視床下部はそれを感知して、メラトニン分泌が抑制されます。間接照明や手元の読書灯だけにして、好きな音楽やアロマの香りで気持ちを落ち着かせるようにし、目を使わないようにしてはいかがでしょうか。

メラトニンは睡眠中、昼間の活動で疲れた脳のメンテナンスをしてくれる大切なホルモンです。脳はメラトニンによってメンテナンスを受けつつ、ぐっすり眠っている間にも記憶を定着させる作業を行っています。テスト勉強のためには、睡眠を取ったほうがよい成績が出せる、といわれるのはこのためです。

ぬるめの湯で副交感神経を上げる

就寝前の入浴も、快眠を得るためには欠かせない習慣です。

眠くなるためには、体の深部体温を下げる必要があります。体内時計がきちんと働いていれば、就寝時間になると自然に深部体温は下がってきて、眠くなります。しかし、ストレスが多かったり、昼間の興奮を夜まで引きずったりしていると、交感神経が上がり過ぎて眠りにくくなります。

そんなときに効果的なのが入浴。入浴によって体を温め、いったん体温を上げて血流をよくすることによって、熱は手足から放射されて、深部体温が下がります。

それでも眠りにつきにくいという人には、三八～四一℃のぬるめの湯での半身浴がおすすめ。みぞおち辺りまでお湯がくるように調整し、ゆっくりと二〇～三〇分湯船につかります。そうすると副交感神経が上がり、リラックスできます。

さらに、超微細の気泡群を大量に発生させるデバイスと強力な炭酸系入浴剤を組み合わせて使うと、全身の毛細血管で一酸化窒素（ＮＯ）が適量分泌され、大きな効果が得られます。

あまり熱いお湯だと、交感神経が刺激されて優位になり、心臓や肺にも負担がかかるので、くれぐれも「ぬるめの湯」で行いましょう。

簡単ストレッチで血行をよくする

入浴の最中、または入浴後に簡単なストレッチをすると、血行がよくなり、体の柔軟性も高まって、睡眠の準備が整います。

106～107ページに紹介した湯船の中での手首のストレッチ、首のストレッチのほか、入浴後は108ページの足や腰などのストレッチをすると、大きな効果があります。とくに、冷え性の人は半身浴＋ストレッチをやると、いったん体の中央に集まった血流が末端まで流れていき、手足の冷えを感じなくなります。

血液の流れがよくなると、寝ている間に血管の修復もしてくれるので、疲労回復効果も絶大です。

また、入浴後は少し喉が渇きますが、寝る前に飲んでいいのは、水、ハーブティー、ミルクなどです。覚醒作用のあるカフェインが含まれるコーヒー、紅茶、緑茶は、八時までに、お酒も夕食と同じ時間の夜の八時ごろまでにします。寝る前にアルコールを飲むと肝臓が休まらず、全身のメンテナンスができなくなります。

健康な体は睡眠中に作られる

眠りについてから三時間くらいの間は、一日のうちでもっとも多く、成長ホルモンが分泌される時間帯です。成長ホルモンは、健康と若返りのホルモンといわれています。また、午前三～四時ごろは細胞分裂が盛んになり、肌の新陳代謝が行われ、筋肉も増える時間帯です。さらに、がん細胞が増えやすい時間帯でもありますが、一方でがん細胞を抑えるＮＫ細胞やリンパ球も、副交感神経が優位になる夜間に活発になります。この時間帯にぐっすり寝ていることが、病気の予防とアンチエイジングにつながるのです。

午前三～七時には、脂肪を分解するホルモン、コルチゾールの働きが高まります。夕食を摂ってからだいぶ時間がたっているので、エネルギーはほぼ使い切った状態です。そこで、コルチゾールは体に蓄えられた脂肪をエネルギーとして使いながら、細胞のメンテナスを行います。いわば、「寝ながらダイエット」の時間なのです。

一二時までに就寝し、七時間の睡眠を推奨する大きな理由がおわかりいただけたでしょうか。

食事は一日三食。食べる順番を工夫して

朝、昼、夕の三食を毎日、ほぼ決まった時間に摂ることは、体内の時計遺伝子をきちんと動かすうえで大切なことです。

ダイエットのために朝食を抜く人がいますが、朝食を摂らないと、前日の夕食から昼食まで、何も食べない時間が一七時間以上続くことになり、体内に栄養が入りません。それだけではなく、昼食を摂った時点で全身の子時計がリセットされ、体内時計がずれていくことになります。

さらに、朝食を食べない分お腹がすき、昼食を食べすぎてしまいます。ブランチと

称して午前一〇時ごろに食べるのも、体内時計をずらす原因になります。

もし、ダイエットをしたいのなら、食べる順番を工夫すること。

ご飯やパン、果物などに含まれる糖質は血糖値を急上昇させ、上がった血糖値を下げるために大量のインスリンが使われます。インスリンは余ったエネルギーを脂肪として蓄える働きがあるため、血糖値が高い状態が続くと、結果的に太ってしまいます。

そこで、血糖値を急に上昇させない食事の仕方をすることで、インスリンの分泌を穏やかにし、必要以上に脂肪をためないようにしよう、というわけです。

まず最初に、サラダや野菜の煮物など、繊維質の多い料理を食べ、次に、肉や魚などのタンパク質を食べます。ご飯やパンなどの炭水化物は最後に回します。同じカロリー量でも、食べる順番をこのようにするだけで、健康とダイエットに効き目があります。

腹八分目にして長寿遺伝子を働かせる

食事の摂り方は健康をキープするうえで、大事な決め手となります。

ふだんは眠っている長寿遺伝子をオンにすることも、三食を一定の時間をあけてきちんと摂ることで可能になります。長寿遺伝子がオンになると、時計遺伝子と連動して、体のリズムを整えていきます。

そしてもう一つ、長寿遺伝子をオンにする方法がカロリー制限です。カロリー制限自体は時計遺伝子と直接には関係ありませんが、全体のカロリー摂取を抑えることで、長寿遺伝子にスイッチが入るのです。

その食事の方法は、栄養バランスを取ったうえで、全体のカロリーを七～八割に抑える、というやり方です。カロリーの必要摂取量は、成人で活動量の少ない人（デスクワークなど）の場合は、男性で一日二〇〇〇キロカロリー前後、女性で一七〇〇キロカロリー前後が標準。その七～八割程度、いわゆる「腹八分目」が目安です。

カロリー制限は毎日でなくてもよく、一か月のうち一週間か二週間、外食が続いたり、カロリーオーバーだなと感じた後に実行します。

ダイエット法の一つとして、糖質を制限する方法がありますが、糖質を厳しく制限すると、ほかの栄養がカロリーに回ったりしますから、あくまで、全体のカロリーを下げるという考え方をしてください。もちろん、糖尿病などの場合の糖質制限は、厳格にやる必要があります。

最近の研究では、適度なカロリー制限をすることで、若々しく長生きすることがわかってきています。長寿遺伝子がオンになると、細胞を静かな状態に保ち、エネルギー消費を効率化する側面があるのです。

「お笑い」は自律神経のバランスを整える

デスクワークが主な仕事の人や、体を動かさずに済む環境にいる人は、どうしても運動不足になりがち。日中と夜の過ごし方が似通っていると、昼間でも交感神経が上がりにくく、副交感神経とのメリハリがつかず、トータルパワーがダウンしてしまいます。

そんなときに効果的なのが「お笑い」です。声を上げて笑うことは、交感神経と副交感神経のどちらにもポジティブに作用します。交感神経が高くなっているときは、少し落ち着かせてくれるし、副交感神経が優位でやる気が出ないときは、活力を与えてくれます。

お笑いの番組やユーチューブ、ＤＶＤなどを観たり、友人と楽しく笑い合う時間を持ちましょう。笑うことで気分がすっきり明るくなるのは、自律神経のバランスがよくなり、トータルパワーが上昇するからです。

同じような意味で、カラオケも有効です。お腹の底から声を出す腹式呼吸は、副交感神経を高めてくれるし、憂うつな気分のときに、思いっきり歌えば交感神経も適度に上がり、トータルパワーが向上します。

Ⅱ体内時計のずれを直す過ごし方

仕事の関係などで、どうしても通常のタイムスケジュールから外れた生活を強いられることがあります。そんなときでも、光を人工的に操作することと、食事時間を工夫することで、体内時計のリズムは修正され、健康生活に近づけることができます。

夜が遅い人は夕食を分食にする

朝は定時に出勤しても、夜遅くまで仕事をしなければならない職種もあります。例えば、夜の一一時ごろに帰宅して、一二〜一時過ぎに寝るパターンの場合、一一時過ぎに

遅くまで働く人の夜

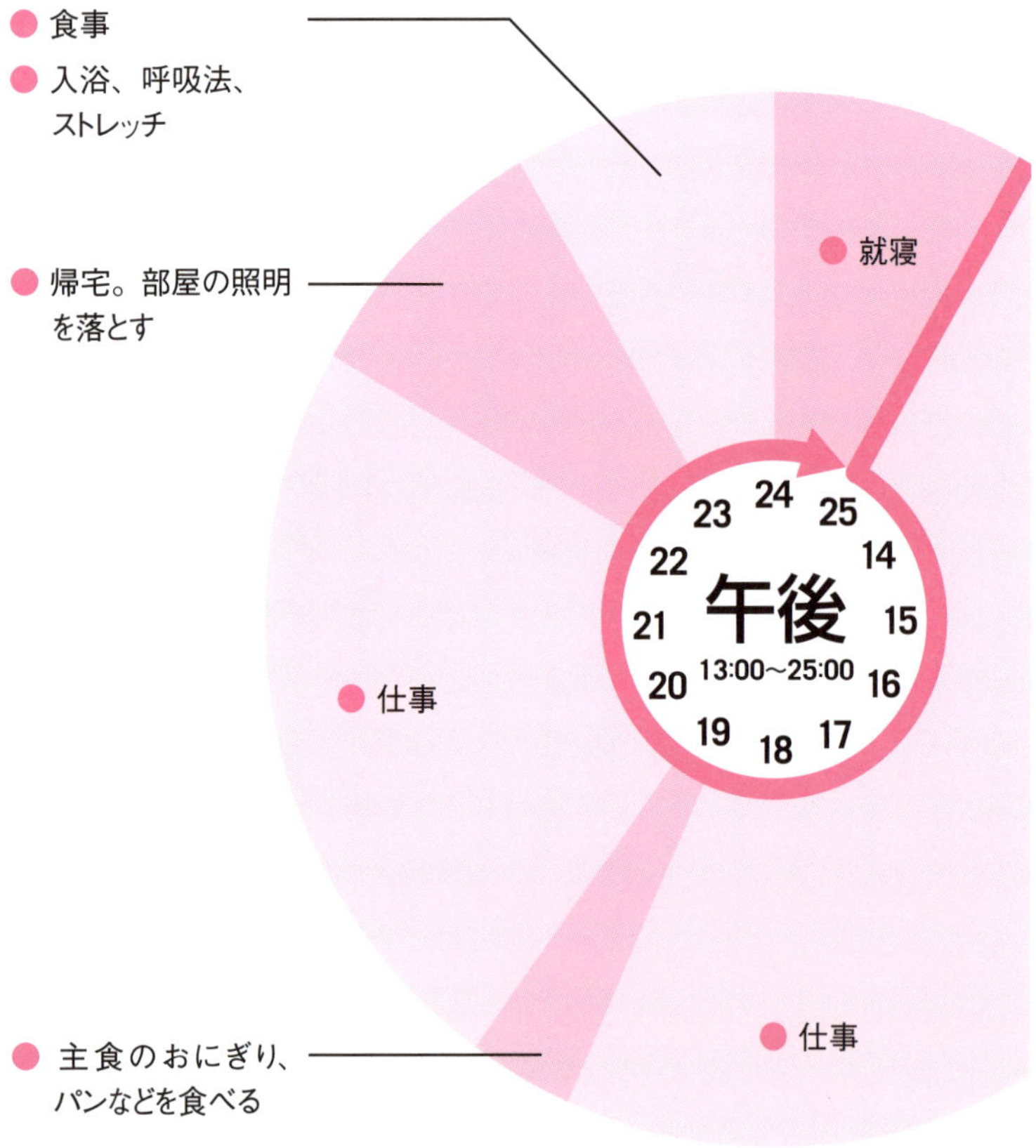

食事
入浴、呼吸法、ストレッチ
帰宅。部屋の照明を落とす
仕事
主食のおにぎり、パンなどを食べる
就寝
仕事
午後
13:00〜25:00
23
24
25
22
14
21
15
20
16
19
18
17

食事をすると、体内時計のずれが大きくなってしまいます。仕事中でも、食事の時間を七〜八時に取るか、それができなければ、夕方に主食になるおにぎりやパン、めん類を食べて、肉や魚などのおかずだけを夜に食べる「分食」にしましょう。夜遅く炭水化物をたくさん食べると脂肪がつきやすくなるうえ、睡眠の質が下がります。

もう一つは、帰宅してすぐに間接照明に切り替え、薄暗くしたまま入浴し、リラックスモードに入ること。リラックスして副交感神経が優位になれば、睡眠ホルモンも活性化します。分食で食事も簡単に済ませることができれば、一時には就寝することができ、六〜七時間の睡眠を確保することが可能です。

毎日でなくても帰宅が遅い日があったら、このような食事と照明の工夫で睡眠ホルモンを出し、緊張や興奮を抑え、快眠につなげることができます。

早朝や夜間に仕事をする人はコンビニの光を利用

朝は七時に起きて、一時間以内に食事をして……といっても、職種によっては早朝に出勤したり、夕方から働いたりと、通常の勤務とは違うシフトの人もいるでしょう。そういう場合の対処法として、私は、コンビニの灯りを利用する方法を提案しています。コンビニの灯りは二〇〇〇ルクス以上であるため、目を覚ますには十分です。

早朝に出勤する人は日の出前に起きることになり、太陽の光がありません。その場合はコンビニに行き、店内の照明を浴びて、そこで食料を買うなどして、そのあと食事をします。これでまず、光と食事のダブルのリズムで体内時計を整えることができます。そこから五~六時間たつと空腹になるので、一一時くらいに昼食を摂り、夕食も早めに摂る、というふうにして、全体を後の時間に移動させて調整します。

逆に、夜間に働く深夜ドライバー、夜勤の人などは、午前一一時ごろに寝ることにな

早朝出勤の人

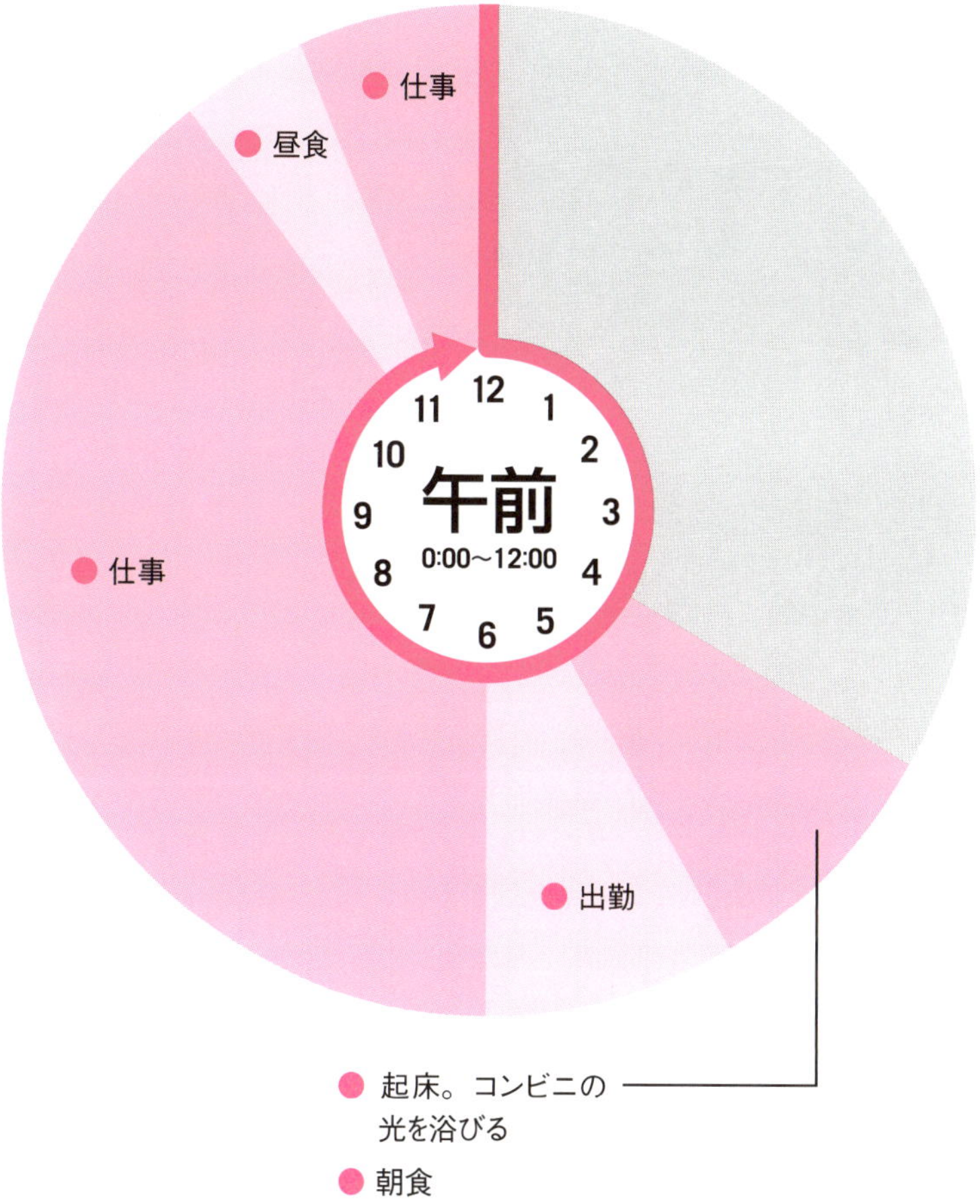

深夜業の人

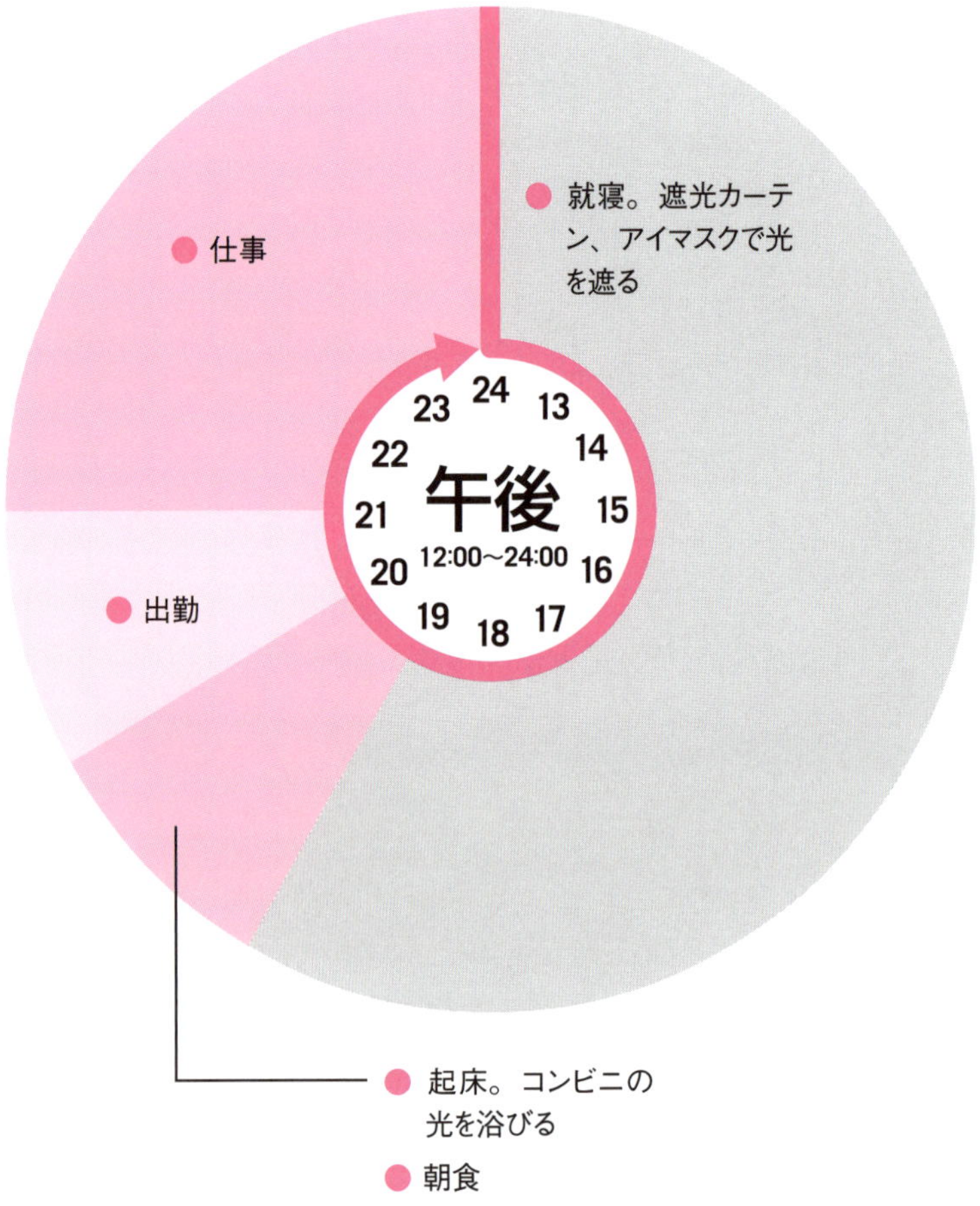

就寝。遮光カーテン、アイマスクで光を遮る
仕事
出勤
午後
12:00〜24:00
24
13
14
15
16
17
18
19
20
21
22
23
起床。コンビニの光を浴びる
朝食

るので、光がありすぎます。その場合は、遮光カーテンを引いてアイマスクをし、光を遮断して寝るようにします。そして、起きる時間にはもう夕方になっているので、ここでコンビニの光を利用して、体内時計にスイッチを入れます。

自分の生活パターンに合わせて、人工的な光を利用すること、食事のタイミングを一日三回、欠かさずに規則正しく取ることで、体内時計は順調に動いてくれます。すると、睡眠も十分に取れてホルモン分泌なども正常に近づける、というわけです。

時差ぼけは食事を摂る時間で解消する

パイロットやキャビンアテンダントといった時差のある国を行き来する職業の人は、体内時計がずれやすく、時差ぼけを起こしてしまいます。

時差ぼけの有効な解消法は、どちらかの国の時間軸に合わせること。それには、食事のタイミングから調整する方法が簡単です。

例えば、日本での生活がメインであれば、日本で朝食を摂るべき時間に摂る、というようにします。もし、遅い時間に機内食が出たら、それは食べずに朝食の時間から一六時間前までは絶食すると、朝食を摂ったときに体内時計がリセットされます。

移動先にしばらく滞在するのであれば、朝いちばんに、そこの太陽の光を浴びるようにして、一日を始めるといいでしょう。

休日に睡眠負債を返す

私たちの生活は、一日のリズムのほかに一週間のリズムによって成り立っています。

しかし、一週間のリズムは多分に人工的な要素が多く、生活をしていく便宜上、一週間という区切りができあがった、と考えられます。

体内時計を整える
一週間プログラム

月曜日	休日明けで交感神経が上がり気味。朝、通常より長めの腹式呼吸法で落ち着かせる。 夜も長めの腹式呼吸法、入浴、ストレッチで副交感神経を優位にする。
火曜日 水曜日 木曜日	173～174ページの理想的な一日（平日）を参照。
金曜日	なるべく、いつもと同じ夜の過ごし方をする。 夜遅くまで外で遊んだり、自宅でも夜更かしをしない。
土曜日	起きる時間、寝る時間、食事時間は平日と同じに ヒートショックプロテイン入浴法。 睡眠負債を返すためには、いつもより早めに寝ること。
日曜日	土曜日の過ごし方と同じに。

ただ、世の中のシステムのほとんどが、週七日を一つの単位にして動いており、月曜日から金曜日までの五日間を仕事などの活動に当て、土日に休息をとる、というサイクルが定着しています。それに則って、土日に休息をとってリセットすることは、健康キープのためにもプラスです。

土日に休息をとるいちばんのメリットは、ふだん寝不足な日が続く人が「睡眠負債」を返せること。でもそれは、寝だめをすることではありません。睡眠は体内時計のリズムに従うものなので、休日に何時間寝ても、体内時計のリズムは乱れるばかりです。

睡眠負債は、「寝不足」という「借金」がたまった状態。常に眠気が抜けることなく、やる気が起こらず、だんだん体調が悪くなります。

睡眠負債は早めに返すに越したことはありません。

ポイントは、「起きる時間は平日と同じ」にすること。その日は少しつらいかもしれませんが、昼間は眠いのをがまんして、夜に早く寝ます。そうすることで睡眠時間は多めに確保でき、平日の寝不足分を取り戻すことができます。

しかし、せっかくの休日なのだからと、昼近くまで寝ていたのでは、平日は規則正しいリズムを刻んでいた体内時計が乱れてしまい、体には大きなマイナスとなります。また、金曜日や土曜日の夜に羽目を外して夜遅くまで遊んでしまうと、これもまた、体内時計のリズムを乱す原因になります。**もし、前日に夜更かししても、土日の朝はいつも通りに起きるようにしましょう。**

朝食もできるだけ平日と同じ時間に摂ってください。眠気を感じるようなら、昼食後に一五分程度の昼寝をします。ここで油断して長く寝てしまうと、夜の睡眠に影響が出てしまいます。昼間は、軽い運動をしたり、気分転換に買い物に行くなどして、体調を整えましょう。

月曜日は交感神経をクールダウンさせる

土日に体内時計のリズムをくずしてしまうと、月曜日の朝に悪い影響を及ぼし、いわゆる「ブルーマンデー」の状態になります。**月曜日によいスタートが切れるかどうかは、朝食をおいしく食べられるかどうかをチェックしてみるといいでしょう。**

月曜日は二日間の休日から一転して、仕事モードに切り替えなくてはいけません。しかし、職場の環境によっては緊張を強いられることがあり、その場合はリラックスできるように心がけることが大切です。深呼吸や呼吸法をやってみる、好きな音楽をイヤホンで聴くなど、人に気づかれずにできるリラックス法もあります。

また、月曜日は仕事の量が多く、交感神経が上がる傾向にあります。朝のリラックス法に加えて、夜も交感神経をしっかりクールダウンさせる必要があります。入浴で体を温め、入浴後は間接照明だけにするなど照明を落とし、より副交感神経を優位にすることに努めます。

月曜日のうちに、自律神経のバランスを取っておくと、火〜金曜日に少しずつ体のリズムが乱れてきても、土日でまた修正することが可能です。

週に一度は熱めのお風呂に入りヒートショックプロテインを活性化

少し熱め（四二〜四三℃）のお風呂に一〇分くらいつかり、体内でヒートショックプロテイン（ＨＳＰ）というタンパク質を活性化させる健康入浴法があります。

ＨＳＰには、細胞内の傷ついたタンパク質を修復し、免疫を活性化したり、コラーゲンを保護する作用があり、その効果は一週間ほど続きます。

土日のどちらかでいいので、この方法を試してみてください。湯船から上がったら、タオルケットやガウンなどで一〇分ほど保温し、熱い状態を保ちます。これで、平日に蓄積した疲労もかなり回復します。

女性は月のリズムに左右される

人間の体内リズムは、一日二四時間のものだけではなく、一か月のリズムや一年のリズムもあり、季節によって体の感じ方も変わってきます。

一か月は約三〇日ですが、これは月の公転に沿ったものです。そのため、地球から見える月の形（月の満ち欠け）は半月で満月となり、あとの半月で見えなくなります。そして、朔日（ついたち）からまた新しいサイクルに入ります。

干潮、満潮も月齢による引力で決まります。それが体内にどういう影響を及ぼすかは、まだよくわかっていません。

女性の月経周期も約一か月（二五～三八日）です。排卵のあと、妊娠の準備のために黄体ホルモン（プロゲストロン）の分泌が活発になりますが、受精や着床がなかった場合は、約二週間後に月経となり、今度は卵胞ホルモン（エストロゲン）の分泌が増えていき、再び排卵を迎えます。

プロゲストロンとエストロゲンは、周期的にどちらかが増えたり、減ったりすることで、イライラする時期があったり、上昇気分の時期があったりと、女性のバイオリズムを作っています。

女性ホルモンであるエストロゲンは、骨代謝を活性化したり、肌細胞の新陳代謝を促したりするほか、自律神経のバランスにも影響します。

体は季節によっても影響を受ける

一か月が一二回繰り返されると一年がたちます。一年という単位は地球の公転によって決まっており、地球は一日一回転しながら（自転）、一年かけて太陽の周りを一周します。地球が公転するとき、軸が傾いているため、北極が太陽を向いているときに夏（南極は冬）に、太陽から遠いときに冬（南極は夏）になり、その間に春と秋が来ます。

よく「季節の変わり目は調子が悪い」というい方をしますが、それは、季節の変わり目は自律神経のバランスが悪くなり、精神的にも不安定になったりするからです。

これは、日照時間の変化や気圧、気温の変化が、体に影響を及ぼすためと考えられ、とくに、冬から春にかけては気温の変化が激しく、不調が出やすくなります。

自律神経のバランスが悪くなると、免疫系統にも影響が出てきます。白血球の中にある顆粒球《かりゅうきゅう》とリンパ球は免疫にとって欠くことのできない細胞ですが、これらの働きが鈍くなったりするのです。

顆粒球は交感神経が優位になったときに活発に働き、細菌の処理をしてくれます。副交感神経が優位になると、さらに小さいウイルスなどを処置してくれるリンパ球の働きが活発になります。

つまりは、季節の変化が自律神経に影響を与え、免疫系統の変化にもつながって、病気が起きやすいということです。とくに、アレルギー疾患を持っている人や、呼吸器系統が弱い人は要注意です。

もちろん、夏暑い時期の熱射病や、低気圧が続く梅雨時の神経痛、冬寒い時期の血管系の病気には十分気をつけるべきでしょう。

しかし、このような月のリズム、季節のリズムがあることを知って、それによってどう自分の体が変化しているのか、注意深く見ていれば早めに対処でき、季節の移り変わりなどを楽しむ余裕も生まれるでしょう。

もし今、体に不調を感じるところがあったり、弱い部分を抱えているようなら、これまで繰り返し述べてきたように、「一日二四時間を体内時計に沿って生活をする」という原点に立ち返り、日々の行動パターンを変えてみるだけで、大事にいたらずに済むはずです。

おわりに

最後までお読みいただき、ありがとうございます。

本書では、いわゆる未病の状態を〝見えない病〟と表現しましたが、一方で、なんとなく健康な状態というのも、なかなか見えるものではありません。見えないところで、健康から病へとシフトしていく可能性があることが怖いところではありますが、ほとんどの場合、その過程ではなんらかの生活習慣が影響します。

健康な生活習慣といわれていることはたくさんありますが、一ついえることは、病から健康に引き戻すための生活習慣の改善は、決して簡単ではないということです。

長い年月積み重ねて身についた習慣を変えることの難しさは、誰もが経験されていることと思いますが、健康に関してもそれは当てはまります。

ただし、よい生活習慣でも、悪い生活習慣でも、必ず食事、運動、睡眠は含まれますし、やること自体がまったく変わるということではありません。大切なのは、私たちの体に備わった素晴らしい力の仕組みを充分理解したうえで、その力を無駄にせず、効果的に引き出せる生活習慣へと、いかに近づけていくかということです。

本書ではそのためのコツを丁寧に説明しました。一つ一つは難しいことではないですが、すべて実践して継続するのは意外に難しいと思います。しかし、難しいからこそ、少しずつでも実践に移していけば、必ず健康にシフトしていく自分を実感できると思います。

「体内時計」「自律神経」「ホルモン」「毛細血管」については、私の研究室含め、最先端医学によって大きく研究が進んでいます。すべての人が持っているこれらの素晴らしい力を応用して、是非、目に見える健康を手に入れていただきたいと思います。それが読者の方々、そして、ご家族で実践できたならば、こんなに嬉しいことはありません。

最後に、本書執筆にあたって大きく貢献していただいた、清流出版の古満温様、山中純子様に心より感謝の意を表したいと思います。

二〇一八年二月

根来秀行

Dedicated to
Hisao, Chiwako, Yoshie, Akiko, Machiko, Nicolas, Timothēe
and Alexandre Negoro

根来秀行（ねごろ・ひでゆき）

東京都生まれ。医師、医学博士。東京大学大学院医学系研究科内科学専攻博士課程修了。

ハーバード大学医学部客員教授、ソルボンヌ大学医学部客員教授、フランス国立保健医学研究機構客員教授、杏林大学医学部客員教授、事業構想大学院大学理事・教授。

専門は内科学、腎臓病学、抗加齢医学、睡眠医学など多岐にわたり、最先端の臨床、研究、医学教育で国際的に活躍中。

2012年に、急性腎不全の発症の仕組みの一部を解明し、米科学アカデミー紀要に発表、新聞・テレビはじめ各メディアで報道された。

『老けない、太らない、病気にならない 24 時間の過ごし方』（幻冬舎）、『「毛細血管」は増やすが勝ち！』（集英社）、『まいにち若返る人の習慣』（日本文芸社）などベストセラー著書多数。

ハーバード＆ソルボンヌ大学 Dr. 根来の
“見えない病”の治し方
最新医療が教える超健康のコツ

2018年3月10日発行　［初版第1刷発行］

著者　根来秀行
©Hideyuki Negoro 2018, Printed in Japan
発行者　藤木健太郎
発行所　清流出版株式会社
東京都千代田区神田神保町3-7-1 〒101-0051
電話 03-3288-5405
http://www.seiryupub.co.jp/
編集担当　古満　温
印刷・製本　大日本印刷株式会社
乱丁・落丁本はお取り替えいたします。
ISBN 978-4-86029-473-1